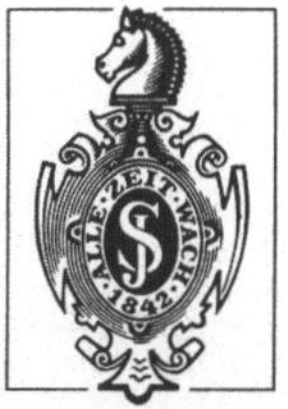

Christof Kessler

Thrombozytenszintigraphie bei zerebrovaskulären Erkrankungen

Methodik · Ergebnisse · Indikationen

Springer-Verlag Berlin Heidelberg GmbH

Priv.-Doz. Dr. med. Christof Kessler
Leitender Oberarzt
Klinik für Neurologie der
Medizinischen Universität zu Lübeck
Ratzeburger Allee 160
D-2400 Lübeck 1

ISBN 978-3-540-52598-1

CIP-Titelaufnahme der Deutschen Bibliothek
Kessler, Christof:
Thrombozytenszintigraphie bei zerebrovaskulären Erkrankungen;
Methodik, Ergebnnisse, Indikation/Christof Kessler.

ISBN 978-3-540-52598-1   ISBN 978-3-662-10552-8 (eBook)
DOI 10.1007/978-3-662-10552-8

2125/3020/543210 – Gedruckt auf säurefreiem Papier

VORWORT

Die vorliegende Arbeit ist das Resultat einer mehrjährigen Beschäftigung mit radioaktiv markierten Blutplättchen. Aus der ursprünglichen Anwendung unter hämatologischen Gesichtspunkten erwuchs auf Anregung des leider verstorbenen Direktors der Blutbank des Klinikums Charlottenburg in Berlin, Herrn Professor I. Hoppe, während meiner dortigen Tätigkeit frühzeitig eine Ausweitung auf klinische Indikationsfelder in Richtung auf den Nachweis von arteriellen Thromben.

Als Assistenzarzt an der Neurologischen Universitätsklinik in Heidelberg, deren Schwerpunkt unter der Leitung von Herrn Professor Dr. H. Gänshirt die Erforschung von cerebrovaskulären Erkrankungen war, hatte ich Gelegenheit, diese neue Untersuchungsmethode systematisch bei Schlaganfallpatienten anzuwenden. Ein großer Teil der in der hier vorliegenden Untersuchung vorgestellten Patienten ist in dieser Zeit untersucht worden. Der wissenschaftlich fruchtbaren Atmosphäre der Heidelberger Klinik verdanke ich viel und bin vor allem Herrn Professor Gänshirt für zahlreiche weiterführende Anregungen dankbar.

Herr Professor Dr. P. Georgi, der Leiter der Nuklearmedizinischen Abteilung der Strahlenklinik an der Universität Heidelberg stand mir bei der Lösung von nuklearmedizinischen Fragen stets beratend zur Seite.

An den Städtischen Krankenanstalten Köln-Merheim, in der von Herrn Prof. J.N. Petrovici geleiteten Neurologischen Klinik, konnte ich die in Heidelberg begonnenen Untersuchungen weiterführen.

Ich möchte allen Kollegen, Doktoranden und nicht zuletzt den medizinisch-technischen Assistentinnen und Assistenten danken, die bei den häufig mühsamen und oft schwierigen Laborarbeiten und Patientenuntersuchungen mitgeholfen haben.

Herrn Prof. Dr. D. Kömpf, dem Direktor der Klinik für Neurologie der Medizinischen Universität zu Lübeck, danke ich herzlich für seine anspornende Unterstützung.

Lübeck, im Sommer 1990   Ch. Kessler

INHALT

I. EINLEITUNG

Der klinisch tätige Neurologe ist täglich mit der Problematik von Diagnostik, Prävention und Therapie cerebrovaskulärer Erkrankungen konfrontiert. Durch verbesserte diagnostische Möglichkeiten wie Ultraschalluntersuchungen der hirnversorgenden Gefäße, Angiographie, digitale Subtraktionsangiographie und Computertomographie ist es heute möglich, bei Insultpatienten rasche und zuverlässige Informationen über den Gefäßstatus und das Ausmaß der ischämiebedingten ZNS-Schädigung zu erhalten. Trotz dieser Fortschritte sind jedoch im klinischen Alltag noch viele Fragen ungeklärt, wodurch ein rationales therapeutisches Vorgehen erschwert wird. So ist es z.B. häufig unmöglich, allein nach klinischen Kriterien zu entscheiden, ob die Ursache eines Insultes eine kardiale Embolie ist oder nicht. Des weiteren ist bislang die Operationsindikation bei Patienten mit asymptomatischen Karotisstenosen umstritten; offen ist auch, inwieweit bei Patienten mit transitorisch ischämischen Attacken (TIA) und nur niedergradigen Karotisstenosen eine Operationsindikation gegeben ist. Ebenso wird der Nutzen der weitverbreiteten Gabe von Acetylsalicylsäure (ASS) als Aggregationshemmer zunehmend angezweifelt, welche zumindest bei Patienten mit komplettem Schlaganfall keine Insultprophylaxe darzustellen scheint. Zudem wird diskutiert, ob sehr niedrige Dosen von ASS die gleiche oder sogar eine bessere klinische Wirkung haben als die bisher übliche hochdosierte Aspirin-Therapie von 1000 mg/die oder mehr.

Im Jahre 1976 wurde ein szintigraphisches Verfahren entwickelt, das es erlaubt, die Verteilung von radioaktiv markierten Blutplättchen im menschlichen Organismus in vivo zu verfolgen. Es steht hier somit eine "funktionelle" Methode zur Verfügung, die neben der Lokalisation von thrombotischen Prozessen auch Aussagen über deren Aktivität erlaubt.

Die vorliegende Arbeit beschäftigt sich mit der bisherigen Entwicklung der Plättchenszintigraphie - sowohl im Tiermodell als auch in der Anwendung am Patienten - und stellt unter der Fragestellung der klinischen Relevanz die plättchenszintigraphischen Ergebnisse von 171 Schlaganfallpatienten vor. Im Rahmen dieser Untersuchung wurden die plättchenszintigraphischen Befunde mit den Ergebnissen der Angiographie und, bei einem Teil der Patienten, bei denen eine Karotisoperation durchgeführt wurde, den histologischen Ergebnissen gegenübergestellt. Zudem werden Möglichkeiten der Quantifizierung von Plättchenadhäsionen im Bereich der arteriosklerotischen Karotisläsionen vorgestellt und die Objektivierung eines Therapieeffekts bei Patienten, die mit Plättchenaggregationshemmern behandelt werden, diskutiert. Schließlich wurde bei Patienten mit dem klinischen Verdacht auf eine kardiale Hirnembolie neben der Untersuchung der Karotiden eine Herzszintigraphie durchgeführt; diese Ergebnisse werden mit den echokardiographischen Befunden verglichen.

In den folgenden vier Kapiteln der Einleitung wird über den heutigen Stand der Forschung in bezug auf die Rolle der Blutplättchen bei der Pathogenese der Arteriosklerose, die wichtigsten Resultate von klinischen Studien bei Patienten mit asymptomatischen und symptomatischen Karotisläsionen sowie die Therapiemöglichkeiten mit Plättchenaggregationshemmern berichtet. Ferner wird ein Überblick über die bisherigen klinischen Erfahrungen mit der Plättchenszintigraphie (PSZ) in der Kardiologie, Angiologie und Neurologie gegeben.

Blutplättchen und Arteriosklerose

Die Blutplättchen spielen bei der Pathogenese des Schlaganfalls und der Arteriosklerose eine wichtige Rolle (Mustard u. Packham 1975; Ross u. Glomset 1976; Ross 1986). Es konnte gezeigt werden, daß sich die Thrombozyten bei Patienten mit komplettem Schlaganfall oder TIA in einem stimulierten Zustand befinden, der zu einer pathologisch erhöhten Aggregationsneigung führt (Otsuki et al. 1983; Wu u. Hoak 1976). Zudem wurde bei diesen Patienten eine hohe Anzahl von zirkulierenden Plättchenaggregaten nachgewiesen (Dougherty et al. 1977; Grotemeyer u. Hofferberth 1985; Wu u. Hoak 1976). Neuere Untersuchungen haben gezeigt, daß eine verstärkte Adhäsion der Blutplättchen an vorgeschädigten Gefäßendothelien einen wichtigen Faktor darstellt, der zur Bildung von arteriosklerotischen Plaques führt (Fuster u. Chesebro 1981; Ross 1986). Im Stadium der fortgeschrittenen Arteriosklerose bilden sich im arteriellen System vorwiegend plättchenreiche Thromben, die entweder zum thrombotischen Verschluß des Gefäßes oder durch Abschwemmung von thrombotischem Material zu arterio-arteriellen Embolien führen. Der letztere Mechanismus wird für die überwiegende Mehrheit von TIA und kompletten Schlaganfällen verantwortlich gemacht (Gunning et al. 1964; Mustard u. Packham 1975; Welch et al. 1981).

Arteriosklerose entsteht als Reaktion der Gefäßwand auf chronische Schädigungsreize (response to injury; Moore 1985; Ross 1986).

Diese Schädigung kann mechanischer Art sein, z.B. im Bereich von Gefäßabzweigungen, bei chronisch erhöhtem Blutdruck (Hamberg et al. 1975; Yatsu u. Mohr 1982), aber auch chemisch, wie z. B. bei der Homocystinämie (Harker et al. 1974) oder durch Nikotinderivate (Mustard u. Murphy 1963) sowie durch Fettstoffwechselstörungen oder bakteriell (Dalldorf et al. 1968) bedingt sein. Das intakte Gefäßendothel verhindert durch die Bildung von Heparin und Prostacyclin (PG I_2 die Adhäsion von Thrombozyten an die Gefäßwand (Moncada u. Vane 1979). Ist diese Fähigkeit durch äußere Noxen abgeschwächt, können die Blutplättchen an den geschädigten Endothelzellen haften bleiben (Adhäsion). Es kommt zur Freisetzung von ADP und Thromboxan A_2, beides stark plättchenaggregationsfördernde Substanzen, und in einem sich selbst verstärkenden Prozeß zur Bildung von größeren Plättchenaggregaten, die durch Fibrin stabilisiert als murale Thromben an der Gefäßwand haften bleiben (Baumgartner et al. 1977; Fuster u. Chesebro 1981). Durch die gleichzeitige Freisetzung von PDG4 (platelet derived growth factor) werden die glatten Muskelzellen der Media zur Proliferation und Migration in die Intima stimuliert (Gaidusek et al. 1980; Grünwald u. Handenschild 1984; Habenicht et al. 1984), wo sie Lipide akkumulieren und extrazelluläre Matrix sowie Collagen synthetisieren (Fairfax et al 1976; Layman u. Titus 1975). Dieser Vorgang bewirkt eine zusätzliche Schädigung des Gefäßendothels, so daß die subendotheliale Collagenmatrix verstärkt dem zirkulierenden Blutstrom ausgesetzt ist. Dies führt wiederum zur erneuten Aktivierung von zirkulierenden Blutplättchen. Beim Vorliegen von Fettstoffwechselstörungen tritt dieser Mechanismus verstärkt in Erscheinung. Ross u. Glomset (1976) konnten zeigen, daß bei Affen mit Hypercholesterindiät die Ausbildung von arteriosklerotischen Plaques in Abhängigkeit von der Höhe des Cholesterinspiegels stattfindet. Umgekehrt verhindert die Infusion von Antithrombozytenserum und die damit induzierte Thrombopenie die Bildung von mechanisch induzierten arteriosklerotischen Läsionen beim Kaninchen (Moore et al. 1976). In diesen Läsionen bei thrombopenischen Versuchstieren konnte auch eine deutliche Reduktion der Proliferation von glatten Muskelzellen beobachtet werden (Friedman et al. 1977). Spontane Arteriosklerose, z.B. durch entsprechende Diät, entwickelt sich nicht bei Schweinen, die einen vererbbaren Faktor VIII-Mangel haben (Von Willebrand-Faktor); (Fuster u. Chesebro 1981). Dieser Faktor VIII wird für die Adhäsion der Plättchen an die Gefäßendothelien benötigt (Baumgartner et al. 1977; Weksler u. Dougherty 1981).

Die an den arteriosklerotischen Läsionen angelagerten Plättchen werden entweder von Makrophagen in die Plaques aufgenommen (Henningsen et al. 1986; Sevitt 1986) oder bilden murale Thromben.

4

Diese können atherogen umgewandelt zur Ausbreitung der arteriosklerotischen Läsion beitragen (Jorgensen et al. 1967; Wu u. Hoak 1975). Zunächst nehmen sie als aktive thrombotische Auflagerungen an Aggregations- und Desaggregationsvorgängen teil (Folts et al. 1976; Roberts 1972). In beiden Stadien kann es zu thrombotischen Gefäßverschlüssen kommen. Zu jedem Zeitpunkt dieses Prozesses sind jedoch auch Embolisierungen in distale Arterien möglich. Je nach der Größe des losgerissenen Materials handelt es sich um Makroembolien (Kessler et al. 1987), die zum Verschluß größerer Gefäße führen oder um Mikroembolien, wie sie z. B. als kleine weiße Plättchenthromben funduskopisch am Augenhintergrund von Patienten mit Amaurosis fugax-Attacken beobachtet werden können (Fisher 1959; Kessler et al. 1984). Die Überlebenszeit der Thrombozyten ist bei Patienten, die an einer arteriosklerotischen Gefäßerkrankung leiden, im Gegensatz zu Gesunden verkürzt (Ritchie u. Harker 1977). Zudem können bei Patienten mit cerebrovaskulären Erkrankungen erhöhte Serumspiegel von Plättchenfaktor IV (Handin et al. 1978) und beta-Thromboglobulin (Strobl-Jäger et al. 1986) nachgewiesen werden. Beides sind plättchenspezifische Proteine, die bei der Plättchenaggregation aus der Alpha-Granula freigesetzt werden.

Diese Befunde, die die wichtige Rolle der Thrombozyten bei der Pathogenese von cerebrovaskulären Erkrankungen belegen, haben dazu geführt, daß die Hemmung der Plättchenaggregation zum häufigsten Therapieprinzip bei der Prävention und Behandlung von Schlaganfällen geworden ist.

Klinik des Schlaganfalls

Eine häufige Ursache von Schlaganfällen einschließlich transitorisch ischämischer Attacken sind arteriosklerotische Plaques und Stenosen der extrakraniellen hirnversorgenden Gefäße insbesondere im Bereich der Karotisbifurkation (Eisenberg et al. 1978; Harrison u. Marshall 1982; Martin et al. 1960). Diese Veränderungen können einerseits durch ihre Drosselwirkung auf den Blutstrom hämodynamisch bedingte Schlaganfälle hervorrufen (Torvik u. Jörgensen 1966; Torvik 1984; Zülch 1961) oder aufgrund von arterio-arteriellen Embolien zur Verlegung distaler Gefäße und somit zu cerebralen Ischämien führen (Gunning et al. 1964; Ricotta et al. 1986). Wie häufig der eine oder der andere Pathomechanismus zum cerebralen Insult führt, ist bis heute ungeklärt. Es gibt jedoch Hinweise darauf, daß in den weitaus meisten Fällen der zweite, embolische Mechanismus zutage tritt. Für diese Annahme spricht die Tatsache, daß Karotisstenosen erst ab einem Stenosegrad von mehr als 75 % Durchmesserreduktion hämodynamisch wirksam sind (Archie u. Feldtman 1981). Bei Patienten mit TIA oder komplettem Schlaganfall werden angiographisch jedoch in ca. 50 % der Fälle lediglich niedergradige Stenosen der symptomatischen Gefäße gefunden (Eisenberg u. Mani 1979; Pessin et al. 1977; Toole et al. 1978).

Durch die gute Verbindung der vier hirnversorgenden Arterien über den Circulus arteriosus Willisii sind gute Möglichkeiten der Kollateralisierung gegeben, so daß z.B. ein therapeutisches Unterbinden der A. carotis interna, wie es bei inoperablen Karotisaneurysmen vereinzelt notwendig wird, in den allermeisten Fällen symptomlos toleriert wird (Vogt 1973).

Nichtinvasive Untersuchungsverfahren wie Dopplersonographie und B-Bild haben die komplikationsbehaftete Angiographie aus der Vorfelddiagnostik des Schlaganfalls verdrängt (Acker et al. 1986; Ackerman 1980; Büdinger et al. 1980; Jones et al. 1982). Dies führt dazu, daß bei immer mehr Patienten mit unspezifischen Symptomen wie Schwindel oder Kopfschmerz oder bei Patienten mit peripheren Verschlußleiden diese Untersuchungen angewendet und zunehmend asymptomatische Karotisstenosen diagnostiziert werden (Diener et al. 1983; Hennerici et al. 1982). Die Folge hiervon ist ein sprunghafter Anstieg der Zahl von Karotisoperationen (Brott u. Thalinger 1984). In den Vereinigten Staaten stellte die Thrombendarterektomie der Halsarterien 1983 die dritthäufigste große Operation dar (Barnett et al. 1984). Die Häufigkeit dieses Eingriffs stieg von 15 000 im Jahre 1971 auf 85 000 1982 (Dyken u. Pokras 1984). Zunehmend werden Karotisoperationen auch an kleinen nichtspezialisierten Krankenhäusern durchgeführt, deren perioperative Schlaganfalls- und Todesrate deutlich höher liegt als an spezialisierten Zentren (Brott u. Thalinger 1984; Chambers u. Norris 1984). So wird die Komplikationsrate von gefäßchirurgischen Zentren bei der Karotisoperation mit zwischen 1,5 und 4,5 % angegeben und erreicht bei Sammelstatistiken - die alle operierten Kliniken in einem größeren Umkreis berücksichtigen - 21 % (Brott u. Thalinger 1984; Easton u. Sherman 1977).

Asymptomatische Karotisstenose

Trotz des hohen Operationsrisikos wächst die Bereitschaft, auch asymptomatische Karotisstenosen zu operieren. Wie jedoch klinische Studien zeigen konnten, wurde das Insultrisiko von Patienten mit asymptomatischen Karotisveränderungen bei weitem überschätzt (Hennerici et al. 1984; Mohr 1982; Ringelstein et al. 1983). Durward et al. (1982) verfolgten den klinischen Verlauf von 73 Patienten mit asymptomatischen Karotisstenosen über einen Zeitraum von vier Jahren. 12 Patienten entwickelten Symptome auf der Seite der Stenose, davon 10 TIA und 2 komplette Schlaganfälle. Auf der gegenüberliegenden Seite hatten 2 Patienten TIA und 4 komplette Schlaganfälle. 13 Patienten starben in der Nachbeobachtungszeit, davon 5 an einem Myocardinfarkt und 3 an einem Schlaganfall. Bei Karotisstenosen unter 85 % Durchmesserreduktion war die Schlaganfallshäufigkeit gleich Null, wohingegen sie bei den über 85 %igen Stenosen 45 % betrug. Diese Ergebnisse konnten durch andere prospektive Studien weitgehend bestätigt und ergänzt werden (Chambers u. Norris 1986; Hennerici et al. 1982; Heyman et al. 1980; Roederer et al. 1984). Patienten mit asymptomatischen Karotisstenosen hatten ein hohes Risiko, einen tödlichen Myocardinfarkt zu erleiden, komplette Schlaganfälle kündigen sich jedoch in über der Hälfte der Fälle durch TIA an. Roederer et al. (1984) fanden bei einer dreijährigen Nachbeobachtungszeit von 162 Patienten zwar 10 cerebrale Komplikationen auf der Stenoseseite, 6 davon waren jedoch TIA und nur 4 komplette Schlaganfälle. In allen diesen 4 Fällen hat sich das Ereignis bei sechsmonatiger B-Bild-Ultraschallkontrolle durch eine Progression der arteriosklerotischen Läsionen vorangekündigt. Im Hinblick auf die Ergebnisse dieser Untersuchung bleiben jedoch eine Reihe von ungelösten Fragen über das sicherste Vorgehen bei Patienten mit asymptomatischen Karotisstenosen offen. Dies spiegelte sich auch in einer Leserbriefdiskussion in der Deutschen Medizinischen Wochenschrift wider (Heiss 1986; Hennerici et al. 1986; Valesky et al. 1986; Widder u. Kornhuber 1986). Bisher fehlt eine geeignete Methode, um klinisch relevante, gefährliche Karotisstenosen von ruhenden ungefährlichen arteriosklerotischen Plaques zu unterscheiden. Im Rahmen dieser Monographie soll dazu Stellung genommen werden, ob die Thrombozytenszintigraphie bei dieser Problematik hilfreich sein kann.

TIA und kompletter Schlaganfall

Bei Patienten mit TIA ergibt sich in Hinblick auf das therapeutische Vorgehen ein anderes Bild. Hier konnten prospektive Studien zeigen, daß in dieser Patientengruppe ein hohes Risiko besteht, im klinisch betroffenen Gefäßbezirk einen kompletten Insult zu erleiden. Es bekamen von 198 TIA-Patienten, die Whisnant et al. (1983) 60 Monate lang nachbeobachteten, 32% einen schwerwiegenden Insult mit bleibenden neurologischen Ausfällen. In der Studie von Toole et al. (1978) lag die Insultrate bei 19,8%. Die Analyse der vorliegenden Untersuchungen über die Prognose von TIA-Patienten ergab zudem, daß die meisten Schlaganfälle innerhalb der ersten Monate nach einer TIA auftreten und das Insultrisiko in Abhängigkeit zur Zeit abnimmt. Obwohl TIA-Patienten das hohe Erkrankungsrisiko eines kompletten Schlaganfalls haben, ist ihre häufigste Todesursache der Herzinfarkt (Adams et al. 1984; Cartlidge et al. 1977; Marshall u. Wilkinson 1971; Muuronen u. Kaste 1982). In den Fällen, in denen Karotisstenosen Ursache der TIA sind, senkt eine operative Revision der entsprechenden Arteria carotis interna deutlich das Schlaganfallrisiko. In einer randomisierten, prospektiven Multicenter-Studie verglichen Fields et al. (1970) den klinischen Verlauf von TIA-Patienten, die entweder chirurgisch oder konservativ behandelt wurden und fanden eine geringere TIA- und Schlaganfallhäufigkeit in der operierten Gruppe. Allerdings war die operationsbedingte Schlaganfall- und Todeshäufigkeit mit 11,2% verhältnismäßig hoch. Whisnant et al. (1983) konnten ebenfalls in einer operierten Gruppe von TIA-Patienten eine deutliche Reduktion der TIA- und Schlaganfallhäufigkeit berichten; die von ihnen mitgeteilte Operationskomplikationsrate war wesentlich geringer. In einem heterogenen Krankengut von TIA-Patienten mit zumeist beidseitigen arteriosklerotischen Veränderungen ergab sich bei Muuronen (1984) eine hohe Operationsmortalität und -morbidität von 19%. Es zeigte sich, daß das Operationsrisiko bei Patienten mit Hypertonus und bei Patienten mit Stenosen multipler hirnversorgender Arterien signifikant anstieg. Es wurde empfohlen, bei TIA-Patienten sorgfältig die Operationsindikation zu erwägen und bei solchen Hochrisikopatienten eine konservative Therapie vorzuziehen.

Kardiale Hirnembolien

Es ergibt sich sowohl bei TIA-Patienten als auch bei Patienten mit komplettem Schlaganfall die Unsicherheit, daß neben arteriosklerotischen Veränderungen der Halsgefäße gleichzeitig eine coronare Herzkrankheit oder andere Herzerkrankungen mit einem hohen Embolierisiko bestehen können. In solchen Fällen läßt sich die diagnostizierte Karotisstenose nicht immer zweifelsfrei als Emboliequelle identifizieren. Zudem bestehen wegen abgelaufenen Myocardischämien bei diesen Patienten häufig Herzrhythmusstörungen, die wiederum mit einem erhöhten kardialen Embolierisiko einhergehen (Harrison u. Marshall 1984). Aus klinischer Sicht lassen sich arterio-arterielle Embolien und kardiale Hirnembolien nur schwer unterscheiden (Mohr et al. 1978; Ramirez-Lassepas et al. 1987). Die Häufigkeit der kardialen Hirnembolie ist früher unterschätzt worden. Heute geht man davon aus, daß etwa 20% aller manifesten Insulte eine kardiale Ursache haben (Caplan et al. 1983). Sie sind nicht nur bei akut einsetzenden schwerwiegenden klinischen Symptomen differentialdiagnostisch zu erwägen, sondern auch bei Patienten mit nur flüchtigen neurologischen Ausfällen (Mohr et al. 1978). Bei einem engen zeitlichen Zusammenhang zwischen Myocardinfarkt und Schlaganfall liegt die Annahme einer kardialen Hirnembolie nahe (Asinger et al. 1981). Häufig bilden sich im Bereich des infarzierten Myocards murale Thromben, die embolisieren können. Ebenso ist beim Vorliegen von Vorhofflimmern (Fairfax et al. 1976; Harrison u. Marshall 1984; Hart et al. 1983; Wolf et al. 1981), beim Mitralvitium (Barnett et al. 1976; Loew et al. 1972; Somerville u. Chambers 1964), einer Endocarditis, einer eingeschränkten Ventrikelkontraktilität, der Cardiomyopathie und Herzwandaneurysmen der dringende Verdacht auf eine kardiogene Embolie gegeben (Biller et al. 1986; Harrison u. Wilson 1983). Da die Diagnose einer kardialen Hirnembolie wichtige therapeutische Konsequenzen wie sofortige Langzeitkoagulation oder Herzoperation mit sich bringt, ist es notwendig, jeden Schlaganfallpatienten intensiv kardiologisch abzuklären. Der direkte Nachweis von ventrikulären und Vorhofthromben ist zwar mit der Echokardiographie möglich, gelingt jedoch bei Schlaganfallpatienten nur selten (Lovett et al. 1981; Robbins et al. 1983). Vor allem der echokardiographische Nachweis von Vorhofthromben ist aus anatomischen Gründen äußerst schwierig, zuweilen gelingt dies nur mit einem transoesophagalen Schallkopf (Ezekowitz et al. 1983).

Bis heute ist die klinische Relevanz des Mitralklappenprolapses umstritten. Aus einem Kollektiv von 760 Patienten mit Mitralklappenprolaps erlitt während einer fünfjährigen Nachbeobachtungsphase nur ein einziger 82jähriger Patient einen Schlaganfall (Jones et al. 1982). Andererseits konnten Barnett et al. (1976) bei jugendlichen Schlaganfällen gehäuft den Befund eines Mitralklappenprolapses erheben. Scharf et al. (1982) fanden in einer Gruppe von 47 TIA-Patienten, die jünger als 45 Jahre waren, dreizehnmal echokardiographisch einen Mitralklappenprolaps. In diesen Fällen war auch das beta-Thromboglobulin im Plasma als Zeichen einer pathologischen Plättchenaktivierung erhöht. Mikroskopisch finden sich beim Mitralklappenprolaps feine Aufbrüche und Fissuren an der Klappenoberfläche und am Collagenfaserring der Mitralklappe, welche zu Thrombozytenauflagerungen führen können, die embolische Komplikationen bewirken. Eine Möglichkeit, diese kleinvolumigen Thromben echokardiographisch nachzuweisen, besteht jedoch nicht. Speziell für solche Fälle wurde intensiv nach Wegen gesucht, die mögliche Quelle einer kardialen Embolie exakt lokalisieren zu können. Da die Plättchenszintigraphie eine sichere Methode zur Identifizierung von kardialen Thromben ist, soll im folgenden die Anwendung dieser Methode bei der Diagnose von kardialen Emboliequellen bei Schlaganfallpatienten mit dem klinischen Verdacht auf eine kardiale Hirnembolie vorgestellt werden.

Plättchenaggregationshemmer
Wirkung der Acetylsalizylsäure

Da die Thrombozyten bei der Pathogenese von cerebralen Ischämien eine herausragende Rolle spielen, haben Plättchenaggregationshemmer bei der Behandlung und Prophylaxe von Schlaganfällen einen wichtigen Stellenwert erhalten (Fuster u. Chesebro 1981). Neben der am häufigsten verwendeten Acetylsalizylsäure (ASS) finden auch das Sulfinpyrazon und das Dipyridamol bei dieser Indikation Verwendung (Harker 1986). Die ASS hemmt potent und irreversibel die in vitro Collagen- und ADP-induzierte Plättchenaggregation. In vivo verlängert sie die Blutungszeit nach Nadelinzision (Mielke et al. 1969; Weksler u. Dougherty 1981). Die Wirkung der ASS besteht in der irreversiblen Hemmung der Cyclooxygenase, welche im Thrombozyten enzymatisch die Bildung des Thromboxans A_2 aus der Arachidonsäure bewirkt. Das Thromboxan A_2 wird gemeinsam mit dem ADP bei der Plättchenadhäsion an der Gefäßwand freigesetzt und induziert die Plättchenaggregation und eine Vasokonstriktion (Hamberg et al. 1975). Auf der anderen Seite ist die Cyclooxygenase der Gefäßwand für die Synthese des Prostacyclins (PG I_2) notwendig, eines potenten Plättchenaggregationshemmers und Vasodilatators (Moncada u. Vane 1979). Durch das gleichartige Einwirken auf beide antagonistische Systeme hat die ASS theoretisch sowohl die Möglichkeit, antithrombotisch als auch thrombogenisch zu wirken (Hirsh 1985). Dieses "Aspirin-Dilemma" ließ wiederholt Zweifel aufkommen, ob die prompte in vitro Aggregationshemmung der ASS auch in gleicher Weise einer in vivo Wirksamkeit entspricht (deGaetano et al. 1982; Ritter u. Dollery 1986). Für einen guten antithrombotischen Effekt der ASS sprachen zunächst eine ganze Reihe von Tierversuchen und klinische Beobachtungen. So fanden Cazenare et al. (1975) eine deutliche Herabsetzung der Plättchenadhäsion an mechanisch geschädigten Aortaendothelien bei ASS-behandelten Tieren, und Danese et al. (1971) konnten bei chemisch oder mechanisch geschädigten peripheren Hundearterien eine signifikante Reduktion von thrombotischen Verschlüssen unter einer Therapie von 600 mg ASS feststellen. Heynes et al. (1973) fanden bei Patienten, die einer Katheteruntersuchung durch die Arteria brachialis unterzogen wurden, keinen Unterschied in bezug auf die Thrombosehäufigkeit im Bereich der Punktionsstelle zwischen mit Aspirin oder mit Placebo behandelten Patienten. Ebensowenig konnte das Aspirin in verschiedenen Studien die Ausbildung von Beinvenenthrombosen verhindern (Medical Research Council 1972). Bei Patienten mit Myocardinfarkt senkt zwar die Therapie mit ASS die Reinfarktrate, bei keiner der vorliegenden Untersuchungen war der Effekt jedoch statistisch signifikant (Aspirin Myocardial Infarction Study Research Group 1980; Breddin et al. 1980). In einer ersten retrospektiven Untersuchung fanden Dyken et al. (1973), daß mit ASS behandelte Patienten im Vergleich mit unbehandelten Patienten deutlich weniger Rezidiv-TIA hatten. Andere, größer angelegte Placebo-kontrollierte Studien folgten (Bousser et al. 1983; Canadian Cooperative Study Group 1978; Fields et al. 1980). Diese hatten vorwiegend zum Ergebnis, daß ASS in der Lage ist, die TIA-Häufigkeit und das Schlaganfallrisiko von TIA-Patienten zu senken. Allerdings zeigt die Analyse der Ergebnisse, daß sich dieser positive Effekt lediglich auf männliche Patienten beschränkte (Canadian Cooperative Study Group 1978). Dieses Resultat wurde jedoch der weitaus geringeren Anzahl von weiblichen Patienten in den Studien zugeschrieben. Ähnlich erklärt wurde auch das negative Resultat der dänischen kooperativen Studie (Sorensen et al. 1983). Dyken (1983) machte auf diesen Typ II- Fehler (zu kleine Fallzahl) aufmerksam, der bei den meisten vorliegenden Studien gemacht wurde. Wenn bei TIA-Patienten eine 10%ige Wahrscheinlichkeit bestünde, einen Schlaganfall zu erleiden, und ein wirksames Medikament die Schlaganfallwahrscheinlichkeit um 50% senken könnte, so benötigte man in jeder Gruppe mindestens 1000 Patienten, um die Wirksamkeit oder Unwirksamkeit des Medikamentes zweifelsfrei zu belegen. Die kürzlich publizierte Schwedische Kooperative Studie (1987) konnte zeigen, daß ASS nicht in der Lage war, einen Rezidiv-Insult bei Patienten, die bereits einen kompletten Schlaganfall erlitten hatten, zu vermeiden. Diese Ergebnisse zeigen den Bedarf einer geeigneten in vivo Methode, die das Ansprechen oder Nichtansprechen von Plättchenaggregationshemmern am Patienten belegen kann, sowie die Notwendigkeit, neue pharmakologische Ansätze für die Therapie von Patienten mit cerebrovaskulären Erkrankungen zu suchen.

Low-dose Aspirin

Seit einiger Zeit sind zunehmende Zweifel am Sinn einer hochdosierten ASS-Therapie von 1000 mg/die oder mehr zu vermerken (deGaetano et al. 1982; Hirsh 1985). In dieser hohen Dosierung wird - wie bereits geschildert - sowohl die Thromboxan A_2- als auch die PG I_2-Synthese gehemmt. Burch et al. (1978) stellten fest, daß abhängig von der ASS-Dosierung die Plättchencyclooxygenase empfindlicher als die Gefäßwandcyclooxygenase auf ASS reagiert. Im Gegensatz zur Plättchencyclooxygenase ist die Hemmung der Gefäßwandcyclooxygenase reversibel, da die Gefäßwand auch nach ASSGabe Cyclooxygenase synthetisieren kann, was der Thrombozyt nicht vermag. Auch dieser Effekt ist von der Dosis der verabreichten ASS abhängig (Burch et al. 1978; Jaffe u. Weksler 1979). DeCaterina et al. (1985) konnten zeigen, daß bei einer Dosierung von nur 40 mg ASS täglich der Metabolit des Thromboxan A_2, das TX B_2, bei gleichzeitiger Hemmung des Aggregationsvermögens der Plättchen rapide abfällt. Die Urinausscheidung des Prostacyclinmetaboliten, dem 6-Keto-Prostaglandin-F1, bleibt jedoch unverändert. Dies entspricht den Ergebnissen von Fitzgerald et al. (1983) und Patrigani et al. (1982). Klinisch konnte die niedrig dosierte ASS die Thrombosierung von arterio-venösen Shunts (Harter et al. 1979) und aorto-coronaren Bypässen (Lorenz et al. 1984) verhindern. Bei diesen Untersuchungen war die Rate der gastrointestinellen Nebenwirkungen bei der Gabe von niedrig dosierter ASS deutlich vermindert.

Lewis et al. (1983) berichteten über eine Besserung von Angina pectoris-Beschwerden unter niedrig dosierter ASS-Therapie.

Carson et al. (1981) berichteten über 27 Patienten mit einer schnell fortschreitenden Arteriosklerose, bei denen eine progrediente neurologische Symptomatik bestand und hochgradige Karotisstenosen festgestellt wurden. Alle Patienten waren vorher über einen längeren Zeitraum mit hochdosierter ASS behandelt worden und bei allen Patienten besserte sich zunächst die klinische Symptomatik - d.h. die TIA-Frequenz nahm deutlich ab. Während der klinischen Besserung war jedoch die Arteriosklerose, wie wiederholte Angiographien nachweisen konnten, rapide progredient. Die Autoren schlossen daraus, daß durch die ASS die TIA- Frequenz zwar vermindert würde, indem keine oberflächlichen Plättchenaggregate mehr zustande kämen, damit verschwänden jedoch auch wichtige Warnsymptome für den Patienten; durch die Hemmung des Prostacyclins entfalle ein wichtiger Gefäßwandschutzfaktor, so daß es zu einer raschen Progredienz der Arteriosklerose kommt.

In einer multizentrischen Studie ist in Großbritannien bei TIA Patienten der klinische Effekt von 300mg mit 100mg ASS gegen Placebo verglichen worden (UK-TIA Study Group, 1988). Es fand sich sowhl für das niedrigdosierte als auch für das hochdosierte Aspirin ein positiver Effekt gegenüber dem Placebo, die Nebenwirkungsrate war jedoch bei low dose-ASS deutlich niedriger als bei hocher Dosierung. Dieses Ergebnis hat dazu geführt, daß 300mg ASS heute als Standarddosis bei der Prevention von Schlaganfällen bei TIA-Patienten verwendet werden.

Andere plättchenaggregationshemmende Substanzen

Neben der ASS wirken noch eine ganze Reihe von Substanzen plättchenaggregationshemmend (Übersichten s. Genton et al. 1975; Gessner 1973; Harker 1986). Bei Patienten mit cerebrovaskulären Erkrankungen sind die neben der ASS am häufigsten eingesetzten und am besten untersuchten Substanzen das Sulfinpyrazon (Anturano) und das Dipyridamol (Persantin). Das Sulfinpyrazon wurde ursprünglich als Urocosurikum eingesetzt. Es war eine der ersten Substanzen, deren plättchenaggregationshemmende Fähigkeiten untersucht wurden (Folts et al. 1976). Es normalisiert die pathologisch verminderte Plättchenüberlebenszeit bei TIA-Patienten (Steele et al. 1977). Evans (1972) konnte eine Reduktion der Amaurosis fugax-Häufigkeit unter AnturanoTherapie demonstrieren. In einer großen randomisierten Studie jedoch war es weder bei der Reduktion der TIAHäufigkeit noch der Schlaganfalls- oder Todeshäufigkeit effektiv (Canadian Cooperative Study Group 1978). Eine Kombination mit ASS erscheint wegen des identischen Wirkungsmechanismus (Hemmung der Cyclooxygenase) ebenfalls wenig sinnvoll (Rhyner et al. 1984). Die zunächst als Vasodilatator eingesetzte Substanz Dipyridamol hemmt die Aktivität der Phosphordiesterase und verkürzt dadurch den Abbau der thrombozytenstabilisierenden zyklischen AMP (Gresele et al. 1983). Obwohl das Dipyridamol die pathologisch verkürzte Überlebenszeit der Thrombozyten bei Patienten mit vaskulären Erkrankungen normalisieren kann (Harker et al. 1977), haben klinische Studien keinen überzeugenden Effekt dieser Substanz bei Schlaganfallpatienten zeigen können (Achson et al. 1969; AmericaCanadian Cooperative Study Group 1985; AmericanCanadian Cooperative Study Group 1986).

In der letzten Zeit gab es zunehmend Bemühungen, Substanzen zu entwickeln, die antithrombotisch wirken und mit definierten Ansatzpunkten in die Interaktion Plättchen-Gefäßwand eingreifen. Gryglewski et al. (1983) fanden eine "dramatische Besserung" des klinischen Befunds von Schlaganfallpatienten während der Infusion von Prostacyclin. Demgegenüber fanden Hsu et al. (1986) in einer doppelblind randomisierten Studie keinen positiven Effekt von Prostacyclin bei Schlaganfallpatienten. Zusätzlich zum Prostacyclin, welches weiterer klinischer und theoretischer Untersuchungen bedarf, stehen zur Zeit Thromboxan-Synthese-Inhibitoren (Ritter u. Dollery 1986) und Thromboxan- Rezeptor-Antagonisten (Jones et al. 1983) in klinischer Erprobung - endgültige Resultate über deren klinische Wirksamkeit liegen jedoch noch nicht vor.

Szintigraphie mit Indium-111-markierten Blutplättchen

Historische Entwicklung der Plättchenszintigraphie

Nachdem 1942 Chappin und Ross erstmals menschliche Erythrocyten mit ^{59}Fe markierten, hat diese Pionierarbeit in der Folge das Interesse an der Markierung von Blutzellen mit radioaktiven Substanzen stimuliert (s.hierzu Übersicht in Thakur et al. 1984). Vor allem in der Hämatologie bestand ein Interesse, die Lebenszeit und den Abbauort von Thrombozyten zu bestimmen. Man hoffte sich hierdurch Rückschlüsse auf die Pathogenese von Thrombozytenbildungs- und -umsatzstörungen ziehen zu können. Erste Versuche, die zirkulierenden Plättchen durch Injektion von radioaktiven Substanzen in vivo zu markieren (Kohortenmarkierung), erwiesen sich jedoch als wenig erfolgreich. Verwendet wurden ^{35}S-Methionin (Odell et al. 1953), ^{35}S-Natriumsulfat (Vodopick u. Knisley 1963) und ^{75}Se-Methionin (Cooley u. Gardner 1965). Es kam jedoch bei diesen Verfahren regelmäßig zur unerwünschten Mitmarkierung anderer Zelltypen, so daß diese Technik aufgegeben werden mußte. Außerdem wurden Versuche unternommen, die Plättchen nach Isolierung gezielt zu markieren (Julliard et al. 1952). Nachdem Markierungsversuche mit ^{32}P-Phosphat scheiterten, erbrachte die Einführung von ^{51}Cr in die Plättchenmarkierung durch Robertson et al. (1954) einen wesentlichen Fortschritt. Morgan et al. (1955) entwickelten das Prinzip des Markierungsverfahrens, wie es bis heute üblich ist. Sie benutzten Natrium-Chromat, welches allerdings den Nachteil eines sehr geringen Markierungseffektes hatte. Eine Folge war, daß große Blutvolumina zur Markierung benötigt wurden. Außerdem zeigte es sich, daß die Bindung des ^{51}Cr an die Blutplättchen nicht stabil war und der relative Verlust von ^{51}Cr zu unerwünschten Mitmarkierungen von Erythrozyten führte. Schließlich erlaubte das ^{51}Cr als vorwiegender beta-Strahler keine szintigraphischen Aufnahmen, sondern nur Blut- und Punktmessungen über den untersuchten Organen. Wegen seiner hohen Halbwertzeit von 27,8 Tagen und der Emission von biologisch aktiven beta-Strahlen bringt das ^{51}Cr zudem eine hohe Strahlenbelastung für den untersuchten Patienten mit sich (Aas u. Gardner 1958; Adam et al. 1969; Steiner u. Baldini 1970). Noch 1977 wurde das ^{51}Cr jedoch vom "Panel on Diagnostic Application of Radioisotopes in Haematology" als das geeignetste Isotop zur Plättchenmarkierung empfohlen. Versuche der Plättchenmarkierung mit -^{32}P-Diisofluoropropylphosphat (Leeksma u. Cohen 1955) haben sich wegen der zu großen Toxizität der Substanz bei einer ebenfalls unspezifischen Bindung an Erythrozyten als Mißerfolg erwiesen.

Neben den hämatologischen Fragestellungen erstreckte sich das Interesse jedoch immer mehr auf die szintigraphische Darstellung von thrombotischen Prozessen, zunächst im venösen, dann auch im arteriellen Bereich. Für diese Zwecke wurde das mit ^{125}J markierte Fibrinogen eingeführt. Für die Darstellung von fibrinogenreichen venösen Thromben erwies sich die Methode als durchaus befriedigend (Kakkar et al. 1970). Da jedoch das Fibrinogen im arteriellen System bei der Bildung von Thromben nur eine untergeordnete Rolle spielt, konnte die Fibrinogen-Szintigraphie hier keine Anwendung finden. Harker et al. (1977) fanden zwar bei Patienten mit künstlichen Herzklappen und arteriellen Verschlußkrankheiten einen erhöhten ^{125}J-Fibrinogenumsatz, sie erreichten jedoch keine szintigraphische Darstellung der thrombogenen Areale. Paal u. Kampmann (1977) untersuchten die Karotiden von TIA-Patienten mit der ^{125}J-Fibrinogen-Methode und fanden eine leichte Erhöhung der ^{125}J-Aktivität in den symptomatischen Gefäßen, insgesamt war jedoch die ursprüngliche Bindung der Radioaktivität an die Gefäßwand zu hoch, um sichere Aussagen über das Vorliegen von Thromben treffen zu können.

Arterielle (weiße) Thromben bestehen im Gegensatz zu venösen (roten) Stasethromben zum größten Teil aus Thrombozyten, deren Fibrinogen-Anteil gering ist. Darum erwies sich auch die Fibrinogen-Szintigraphie im arteriellen System als ungeeignet. Diese Einschränkung und das Bestreben der Hämatologen, in dynamischen Aufnahmesequenzen mehr über die Plättchenkinetik und Plättchensequestration zu erfahren, führte zu Versuchen, Blutplättchen mit hoch-energetischen gammaemittierenden Isotopen zu markieren, die szintigraphische Aufnahmen erlauben. 1974 markierten Ushida et al. Blutplättchen mit dem gamma-Strahler ^{99m}Tc und verfolgten die Verteilung dieser markierten Plättchen im menschlichen Organismus. Da die Halbwertzeit des ^{99m}Tc jedoch mit sechs Stunden nur sehr kurz war, ist die Anwendbarkeit der Technetium-markierten Thrombozyten sowohl bei der Überlebenszeitbestimmung der Blutplättchen als auch bei der Thrombusszintigraphie sehr eingeschränkt. Wie spätere Erfahrungen mit radioaktiv markierten Thrombozyten zeigten, ist der optimale Zeitpunkt zur szintigraphischen Thrombusaufnahme 24 bzw. 48 Stunden nach Injektion der markierten Blutplättchen.

Plättchenmarkierung mit Indium-111

1976 erkannten McAffee und Thakur bei der Suche nach einem geeigneten gamma-Strahler zur Zellmarkierung die hervorragenden Eigenschaften des ^{111}In-Oxinats. Im selben Jahr publizierten Thakur et al. (1976) den ersten Bericht über die Plättchenmarkierung mit ^{111}In-Oxin. Die Plättchen nahmen über 90% der angebotenen Radioaktivität auf und ihre Funktion war bei der in vitro-Aggregation nicht gestört. Nach Injektion der markierten Thrombozyten zeigten sie im Tierversuch die gleiche Lebenszeit wie die ^{51}Cr-markierten Plättchen. Thromben, die durch mechanische Schädigung der Gefäßwand entstanden waren, ließen sich beim Hund sowohl im venösen als auch im arteriellen System gut szintigraphisch darstellen. Das Indium-111 ist ein im Cyclotron hergestelltes Radionuklid mit einer Halbwertzeit von 67,4 Stunden, welches gamma-Strahlen mit der Energie von 172 keV und 275 keV emittiert. Gebunden an den lipophilen Komplex 8-Hydroxy-Chinolin (Oxin) diffundiert es passiv durch die Membran von Plättchen oder Granulozyten (Mathias u. Welch 1984; Thakur et al. 1977). In den Zellen trennen sich die beiden Komponenten und das ^{111}In wird an das cytoplasmatische Eiweiß gebunden (Hudson et al. 1981). Nur ein kleiner Teil (weniger als 5%; Baker et al. 1982) verläßt wieder die markierte Zelle. Die Bindung des Nuklids an die Zelle ist äußerst stabil: während der in vitro Collagen- und ADP-induzierten Aggregation bleibt es in der aggregierten Zelle lokalisiert (Hawker et al. 1980). Markierte Thrombozyten unterscheiden sich bei schonender Präparation elektronenmikroskopisch nicht von unmarkierten Thrombozyten (Bernard et al. 1983; Heyns et al. 1980). Über die Technik der Markierung liegen eine ganze Reihe von Mitteilungen vor (Hawker et al. 1980; Mathias u. Welch 1984; Scheffel et al. 1977; Sinzinger et al. 1984). Da das Indium-111 eine große Affinität zum Plasmatransferrin besitzt (Mathias et al. 1981; Thakur et al. 1977), ist es notwendig, die Plättchen in einem plasmafreien Medium zu markieren, d.h. vor der Inkubation der radioaktiven Substanz müssen die Thrombozyten plasmafrei gewaschen werden (Mustard et al. 1972). Als Waschflüssigkeit werden Pufferlösungen benutzt, die einen konstanten pH von 6,5 aufrechthalten können. Am häufigsten findet die Tyrode-Lösung

Anwendung (Thakur 1983) oder eine Mischung von ACD A (Acidum citricum dextrose Formel A) (Hawker et al. 1978; Kessler et al. 1985; Mortelmans et al. 1986). Bei sorgfältiger Präparation und unter Vermeidung von zu schnellen Zentrifugationsschritten sowie bei einem leicht sauren pH (Mathias u. Welch 1984) behalten die Blutplättchen ihre Fähigkeit bei, an thrombotischen Prozessen teilzunehmen. Die Ergebnisse von in vitro Funktionstests, z.B. der Collagen- oder ADP-induzierten Aggregation (Christensen et al. 1983) oder der Antwort auf den "hypotonen Schock" (Hardeman 1990) sowie die Fähigkeit, 14-C-Serotinin aufzunehmen, bleiben unverändert. Die Überlebenszeit der Indium-markierten Plättchen unterscheidet sich nicht von der ^{51}Cr- markierter Plättchen (Kiefel et al. 1985, Schettel et al. 1977). Sinzinger und Mitarbeiter (1984) stellten ein vereinfachtes Markierungsverfahren mit Hilfe eines käuflichen "Monovette-Kits" vor. Dies sollte zu einer Vereinheitlichung des Markierungsverfahrens unterschiedlicher Arbeitsgruppen führen. Die starke Affinität des Indiums zum Plasmatransferrin macht jedoch zusätzliche Waschschritte während des Markierungsverfahrens notwendig. 1981 führten Dewanjee et al. das Tropolon als einen neuen Komplexbildner in die Zellmarkierung ein. Da die Affinität des Indiums zum Tropolon stärker als zum Transferrin ist, ist eine Markierung bei gutem Markierungseffekt im Plasma möglich, so daß zumindest ein Waschschritt weniger vorgenommen werden muß. Danpure et al. (1982, 1983) konnten diesen Vorteil des Tropolons bestätigen und entwickelten ein praktisches und verkürztes Markierungsverfahren. In einem Vergleich zwischen ^{111}In-Oxin-markierten und ^{111}In-Tropolon-markierten Plättchen ergab sich kein Unterschied in bezug auf die Überlebenszeit (Dewanjee et al. 1981, Vallabhajosula et al. 1986). Die Tropolon-markierten Plättchen hatten jedoch in vitro leicht bessere Ergebnisse bei der Aggregation mit ADP und Collagen als die Oxin-markierten Plättchen; dieser Unterschied war jedoch statistisch nicht signifikant. Heute wird die Tropolon-Markierung gleichwertig neben der Oxin-Markierung von den unterschiedlichen Arbeitsgruppen verwendet. In einer Leserbriefdiskussion im Journal of Nuclear Medicine und anderen Fachblättern aus dem Jahre 1982 und 1983 konnten keine eindeutigen Vorteile des einen oder des anderen Komplexbildners herausgestellt werden (Goedemans 1982; Danpure et al. 1983; Hardeman 1982; Hawker et al 1983). Zunächst stand das Oxin nur in alkoholischer Lösung zur Verfügung, so daß eine Schädigung der Plättchen durch das Lösungsmittel nicht ausgeschlossen war. Dies führte zunächst auch dazu, daß zusätzliche Substanzen als Komplexbildner zur Zellmarkierung erprobt wurden. Wir verwendeten bei der hier vorliegenden Untersuchung die von Heaton et al. (1979) modifizierte Markierungsmethode mit Indiumoxin, wie sie von Thakur et al. eingeführt wurde (1976). Sie ist als "St. Louis-Methode" das am häufigsten verwendete Markierungsverfahren und erlaubt somit auch einen Vergleich der Ergebnisse zwischen verschiedenen Zentren.

Klinische Anwendung von 111-Indium-markierten Thrombozyten

In den letzten zehn Jahren fand die Szintigraphie mit Indium-111-markierten Thrombozyten eine immer ausgedehntere klinische Anwendung (Übersichten: Dewanjee, 1984; Ezekowitz u. Zaret, 1984; Kessler et al., 1984). Im folgenden soll eine Zusammenfassung der wichtigsten Untersuchungen in der Angiologie, Kardiologie und bei cerebrovaskulären Erkrankungen gegeben werden. Auf eine nähere Erläuterung der Anwendung von radioaktiv markierten Thrombozyten bei hämatologischen Fragestellungen und in der Organtransplantationsmedizin wird verzichtet.

Plättchenszintigraphie in der Kardiologie

Im Tierversuch ließen sich künstlich induzierte kardiale Thromben mit der Plättchenszintigraphie sicher nachweisen (Riba et al. 1979). Riba und Mitarbeiter konnten beim Kaninchen sowohl in der experimentell induzierten Endokarditits als auch bei künstlich induzierten Thromben in den Herzkranzgefäßen von Hunden die entsprechenden pathologischen Plättchenanlagerungen szintigraphisch darstellen. Fuster et al. (1979) und Dewanjee et al. (1986) führten plättchenszintigraphische Untersuchungen bei Hunden nach Implantation eines aorto-coronaren Venen-Bypaß durch und fanden deutliche Plättchenanreicherungen im Bereich der Gefäßüberbrückung. Die Gabe eines Kombinationspräparates von ASS und Dipyridamol senkte die plättchengebundene Aktivität im Gebiet des Bypasses signifikant. In weiteren Tierversuchen konnte gezeigt werden, daß das Ausmaß der Thrombusbildung auf künstlichen Herzklappen sowohl von dem Kunststoffmaterial als auch vom Bautyp der Klappenprothese abhängig ist (Dewanjee et al. 1986). Diese Tiermodelle ermöglichten auch eine Überprüfung des Einflusses von Thrombozytenaggregationshemmern und gerinnungshemmenden Medikamenten auf die pathologischen Plättchenauflagerungen auf den Klappenprothesen. Diese ermutigenden Ergebnisse der Tierversuche konnten bei Unter-

18

suchungen an herzkranken Patienten bestätigt werden. Ezekowitz et al. (1981) untersuchten 64 Patienten mit Herzwandaneurysmen des linken Ventrikels oder Mitralklappenvitien sowohl plättchenszintigraphisch als auch mit der zweidimensionalen Echokardiographie und fanden 12 kardiale Thromben. Bei allen Patienten wurden die szintigraphischen Befunde intraoperativ oder autoptisch verifiziert. Die Sensitivität der Szintigraphie war nahezu ebenso groß wie die der Echokardiographie (71 % bzw. 77 %), die Spezifität mit 100 % gegenüber 93 % dagegen größer. Stratton et al. (1981) untersuchten 31 Patienten mit einem transmuralen Vorderwandmyokardinfarkt und 13 Patienten mit einer Kardiomyopathie, beides Herzerkrankungen, die mit einem hohen Embolierisiko einhergehen, und fanden bei 10 Patienten intrakardiale Thromben mit Hilfe der Plättchenszintigraphie. In allen diesen Fällen konnten die szintigraphischen Befunde durch die zweidimensionale Echokardiographie bestätigt werden. In einer größeren Serie von 16 Patienten mit ventrikulären Thromben wiederholten Stratton et al. (1984) das Herzszintigramm nach sechs Monaten und fanden bei 6 unbehandelten Patienten jeweils eine unveränderte pathologische Plättchenanreicherung im Bereich des linken Ventrikels vor. Im Gegensatz hierzu beobachteten sie bei 3 von 7 Patienten, die mit Sulfinpyrazon behandelt waren, eine Normalisierung des Herzszintigrammes. Unter Antikoagulantientherapie wurden 3 von 4 Patienten thrombozytenszintigraphisch negativ. Im Gegensatz zu dieser Untersuchung jedoch ergab sich in einer Studie von Ezekowitz et al. (1981) keine Änderung der herzszintigraphischen Befunde unter ASS-Therapie.

Die besten szintigraphischen Darstellungen von kardialen Thromben gelingen 48 bzw. 72 Stunden nach Injektion der Radioaktivität (Ezekowitz et al., 1983). Zu einem früheren Zeitpunkt überstrahlt der große kardiale zirkulierende Pool von radioaktiv markierten Blutplättchen einen möglichen Thrombus. Verheugt et al. (1984) verwendeten eine Doppelisotopen-Methode mit der computerisierten Blutpoolsubtraktion. Sie untersuchten kurz nach einem Myokardinfarkt Patienten und fanden in einem hohen Prozentsatz Plättchenüberschüsse im Gebiet der Infarktnarbe, die durch das zweidimensionale Echokardiogramm (2d-E) als Thrombus nicht identifiziert werden konnten. Inwieweit diese Ergebnisse von klinischer Relevanz sind und ob bei diesen Patienten eine erhöhte Emboliegefahr besteht, bedarf allerdings noch weiterer Klärung. Insgesamt sind diese kardiologischen Befunde auch bei der Untersuchung von Schlaganfallpatienten mit dem klinischen Verdacht auf eine kardiale Hirnembolie von größter Bedeutung.

Indium-111-Plättchenszintigraphie in der Angiologie

Venöse Thromben

Bereits in der 1976 erschienenen ersten Mitteilung über das Markierungsverfahren der Blutplättchen mit Indium-111 konnten Thakur et al. (1976) zeigen, daß sich die markierten Blutplättchen in venösen Thromben anreicherten. Der Thrombus war nach Elektrokoagulation im Versuchstier 50 Minuten post injectionem szintigraphisch sichtbar und enthielt 24 Stunden später 20- bis 50mal mehr Radioaktivität als das gleiche Blutvolumen. Diese ersten Ergebnisse wurden durch weitere Tierexperimente erhärtet. Knight et al. (1987) verglichen im Tierversuch die Indium-Plättchenszintigraphie mit der Jod-Fibrinogen-Szintigraphie bei der Darstellung von venösen Thromben. Sie injizierten beide Nuklide in unterschiedlichen Intervallen zwischen einer und 72 Stunden nach Elektrokoagulation von Venenwänden bei Hunden und fanden innerhalb der ersten 24 Stunden mit beiden Verfahren eine befriedigende szintigraphische Darstellung des venösen Thrombus. Das Verhältnis thrombusgebundener Aktivität zur Blutaktivität beim Plättchenszintigramm war günstiger und es zeigte sich somit eine bessere Visualisierung der experimentellen Thromben. Die Aufnahmefähigkeit des Thrombus für beide Isotope nahm allerdings 24 Stunden nach Thrombusinduktion deutlich ab, so daß alte Thromben szintigraphisch nicht dargestellt werden konnten. Moser (1983) kritisierte diesen Versuchsaufbau, indem er darauf hinwies, daß Hunde über ein starkes endogenes fibrinolytisches System verfügen und somit bei dieser Spezies Thromben rasch auf natürliche Weise am Weiterwachstum gehindert würden. Grossmann et al. (1978) konnten allerdings auch am Kaninchen nur frisch in Ohrvenen induzierte Thromben mit den markierten Blutplättchen darstellen. Moser et al. (1980) vermieden bei ihren experimentellen Arbeiten die Verletzung der Gefäßwand bei der Thrombusinduktion, indem sie die Thrombusbildung durch Unterbindung der venösen Zirkulation und eine zusätzliche i.v.-Gabe von Thrombin provozierten. Es konnten auf diese Weise die Thromben über einen längeren Zeitraum mit der Plättchenszintigraphie nachgewiesen werden und nach Aufhebung der Zirkulationsbehinderung fand sich auch entsprechendes embolisches Material szintigraphisch in beiden Lungen. In einer Erweiterung dieser Studie (Fedullo et al. 1982) konnte gezeigt werden, daß Heparin-Infusionen deutlich die Plättchenaufnahme durch die auf diese Weise induzierten Thromben hemmten.

Die Ergebnisse dieser Tiermodelle führten dazu, daß die Plättchenszintigraphie auch bei Patienten mit Beinvenenthrombosen angewendet wurde: Fenech et al. (1980) untersuchten 48 Patienten mit dem klinischen Verdacht auf eine tiefe Beinvenenthrombose und verglichen die szintigraphischen mit den phlebographischen Ergebnissen. Phlebographisch konnten 26 Beinvenenthrombosen nachgewiesen werden, von denen sich 24 auch szintigraphisch darstellten. Einige dieser Patienten zeigten trotz Therapie mit Antikoagulantien weiterhin pathologische Plättchenszintigramme. Dies war auch in einer Serie von Goodwin et al. (1987) der Fall. Clarke-Pearson et al. (1985) untersuchten 171 Patienten nach einer ausgedehnten abdominellen Operation, bei denen klinisch keine Hinweise auf eine Beinvenenthrombose bestand. Sie fanden bei 30 % dieser Patienten eine pathologische Plättchenanreicherung im Beinvenenbereich. Verglichen mit anderen Techniken ergab sich eine hohe Spezifität der Darstellung von venösen Thromben, so daß diese Methode heute bei dieser Fragestellung eine weite Verbreitung gefunden hat.

Arterielle Thromben - Tiermodelle

Durch die Einführung der 111-In-Markierung von Blutplättchen war auch die quantitative in vivo-Messung von Thrombozytenauflagerungen im arteriellen System möglich. Thakur et al. (1976) und Grossmann et al. (1978) konnten zeigen, daß die 111-In-markierten Plättchen sich an mechanisch geschädigte Arterienwände anlagern und somit die Gefäßwandläsion sichtbar gemacht werden kann. An Kaninchen, deren Aorta durch einen Ballonkatheter deendothelialisiert wurde, führten Finkelstein et al. (1982) sowohl plättchenszintigraphische als auch rastermikroskopische Untersuchungen durch. Sie konnten nachweisen, daß größere Endothelläsionen, die von mehreren Thrombozytenschichten bedeckt waren, sehr gut im Szintigramm dargestellt werden konnten. Nicht erkennbar hingegen waren kleinere Läsionen mit nur geringen Plättchenauflagerungen. Reidy et al. (1986) korrelierten die Größe der Endothelschädigung mit den Ergebnissen des Plättchenszintigramms und stellten fest, daß mindestens 600 Endothelzellen entfernt werden mußten, um eine szintigraphisch sichtbare Plättchenanreicherung zu erhalten. Sie beobachteten ferner, daß 111-In-markierte Plättchen, die vor der Reinjektion in das Versuchstier in einer ASS-Lösung inkubiert wurden, zu keiner sichtbaren Plättchenanreicherung in Arealen größerer Endotheldefekte führten. Wu et al. (1981) benutzten das gleiche Modell, um den Einfluß der ASS auf die Plättchenanlagerungen an mechanisch geschädigten Kaninchenaortae zu prüfen. Sie behandelten jeweils eine Gruppe von Kaninchen mit niedrig dosierter ASS (30 mg/kg) und eine Gruppe mit hochdosierter ASS (150 mg/kg); eine dritte Gruppe blieb unbehandelt.

Das Ergebnis war, daß in der low dose-ASS-Gruppe signifikant weniger Aktivität im Bereich des geschädigten Endothels meßbar war als in der unbehandelten Kontrollgruppe. In der hochdosiert ASS-behandelten Gruppe fand sich hingegen eine signifikante Erhöhung der plättchengebundenen 111-In-Aktivität im Bereich des geschädigten Gefäßes. Wu et al. erklärten dieses Ergebnis mit dem bereits geschilderten "AspirinDilemma", nach welchem bei hochdosierter ASS-Therapie durch die gleichzeitige Hemmung des Prostacyclins wichtige Schutzfaktoren der Gefäßwand wegfallen.

Mit der Indium-111-Gefäßszintigraphie läßt sich auch die Thrombusbildung im Bereich von Gefäßprothesen quantifizieren. Wie Pumphrey et al. (1982) zeigen konnten, ist diese bei Kunststoffmaterialien stärker als bei Venentransponaten ausgeprägt. Durch die Behandlung mit Ticlopidin oder mit dem Calcium-Antagonisten Verapramil ließ sich die pathologische Plättchenanlagerung im Bereich der Gefäßprothesen deutlich reduzieren. Nach Implantation von Dacron-Gefäßprothesen in Kaninchen konnten Hanson et al. (1985) eine rapide Anreicherung von markierten Blutplättchen im Dacron-Material beobachten. Die Aktivierung der Blutplättchen konnte daneben auch durch einen Anstieg des Plättchenfaktors 4 und des beta-Thromboglobulins im zirkulierenden Blut belegt werden. Dieser Plättchenverbrauch an Kunststoffoberflächen konnte durch die Gabe von Dipyridamol und Sulfinpyrazon deutlich vermindert werden.

Entwicklung der Doppelisotopen-Szintigraphie

Um die Aktivität von arteriosklerotischen Gefäßregionen und den Effekt von Plättchenaggregationshemmern beurteilen zu können, ist es häufig notwendig, die Menge der am thrombotischen Prozeß beteiligten Thrombozyten zu quantifizieren. Im Tiermodell läßt sich dies dadurch erreichen, daß einzelne Gefäßsegmente dem Versuchstier nach Injektion der radioaktiv markierten Thrombozyten entnommen werden und deren Aktivität extrakorporal gemessen wird. Diese Aktivitätsmessungen können mit morphologischen Befunden verglichen werden (Mathias u. Welch 1983). Für die Therapiekontrolle beim Menschen sind jedoch andere Auswertungsmöglichkeiten notwendig. Am Edwardt-Mallingkrodt-Institut für Radiologie in St. Louis, USA, wurde zunächst im Tiermodell eine Doppelisotopen-Methode entwickelt, welche die Quantifizierung des Plättchenüberschusses in den untersuchten Gefäßarealen erlaubt (Powers et al. 1983). Zunächst wurde diese Methode an Affen erprobt, bei denen durch eine cholesterinreiche Diät eine ausgeprägte Arteriosklerose induziert wurde (Powers et al., 1982). Gleichzeitig mit Indium-111-markierten Blutplättchen wurden 99m-Tc-markierte Erythrozyten injiziert. Wird an einem bestimmten Gefäßsegment die 111-In-Aktivität gemessen, so setzt sich diese - falls in diesem Areal ein Thrombus vorhanden ist - aus der Summe der thrombusgebundenen und der zirkulierenden Plättchenaktivität zusammen. Die zirkulierende Plättchenaktivität ist mit der zirkulierenden Blutpoolaktivität identisch. Somit läßt sich nach Subtraktion der Erythrozyten- von der Plättchenaktivität die reine thrombusgebundene Indium111-Aktivität errechnen. Powers et al. nannten diesen Wert den Indium-Exzeß (In-Ex) und fanden ihn in der gesamten Aorta des cholesterinreich ernährten Versuchstieres erhöht. Besonders hoch war er jedoch in den Regionen von histologisch nachgewiesenen arteriosklerotischen Plaques. In einer weiteren Untersuchung war der In-Ex beim Kaninchen ebenfalls im Bereich von mechanischen Gefäßläsionen deutlich erhöht (Powers et al. 1984). Durch die Infusion von Streptokinase (Mathias u. Welch, 1983) oder Prostacyclin PG I_2 (Welch et al. 1981) ließ sich dieser Indium-Exzeß deutlich reduzieren.

Arterielle Thromben - Klinische Untersuchungen

Ritchie et al. (1981) untersuchten 17 Patienten mit Bauchaortenaneurysmen und einen Patienten mit bilateralen Aneurysmen der Femoralarterien. Sie fanden in 14 Fällen pathologische Plättchenanreicherungen im Aneurysmabereich, darunter auch bei zwei Patienten, die Plättchenaggregationshemmer einnahmen. In einer Ausweitung dieser Untersuchung behandelten sie 7 der Patienten mit positivem Szintigramm mit einer Kombination von Aspirin und Dipyridamol sowie vier Patienten mit Sulfinpyrazon und wiederholten die Szintigraphie 14 Tage später. In der Aspirin- und Dipyridamol-Gruppe waren die Befunde unverändert, aus der Sulfinpyrazon-Gruppe zeigten zwei der vier Patienten einen Rückgang der pathologischen Plättchenanreicherung. Allerdings wurde eingeräumt, daß die Patientenzahl für eine endgültige Beurteilung zu klein war. Andere Untersucher konnten bestätigen, daß die Plättchenszintigraphie eine sichere Methode ist, Gefäßwandaneurysmen nachzuweisen und die Plättchenablagerungen im Aneurysma zu beurteilen (Fenech et al. 1980; Lane et al.1985). Bernard et al. (1982) untersuchten 68 Patienten mit akuten und 84 Patienten mit chronischen Durchblutungsstörungen der Beine. In der ersten Gruppe fanden sie in 50 der 68 Fälle pathologische Anreicherungen, alle im Bereich angiographisch nachgewiesener ulcerierter Gefäßläsionen. Bei den 84 Patienten mit chronischen Durchblutungsstörungen zeigten 45 ein pathologisches Szintigramm. Comerfold et al. (1986) untersuchten 20 Patienten mit embolischen Verschlüssen der Fußarterien ("blue toe syndrome") und fanden 8 positive Szintigramme in proximalen Gefäßbezirken. Bei 3 Aortenaneurysmen und 5 ulcerierten Aortenstenosen, die als Emboliequelle in Frage kamen, war das Plättchenszintigramm allerdings negativ. In diesen 5 negativen Fällen fanden sich intraoperativ jeweils organisierte Thromben, die den Gefäßläsionen aufgelagert waren. Die Autoren machten auf die Möglichkeit falsch negativer Befunde der Plättchenszintigraphie aufmerksam, bei denen bereits organisierte Thromben zwar immer noch als Emboliequelle dienen können, das Plättchenszintigramm jedoch negativ bleibt.

1983 berichteten Kadir et al. über plättchenszintigraphische Befunde bei 6 Patienten, bei denen insgesamt 8 Ballondilatationen verengter Arterien durchgeführt wurden. Sie fanden bei 5 der 8 Patienten szintigraphisch pathologische Plättchenanreicherungen im Bereich der dilatierten Gefäße, dreimal blieb das PSZ negativ. Cunningham et al. (1984) konnten zeigen, daß die Gabe von ASS die Indium-111-Aktivität im Bereich von Gefäßabschnitten, die einer Angioplastie unterzogen wurden, signifikant senkte. Dieses Ergebnis ist vor allem im Hinblick auf die hohe Restenoserate nach mechanischen Versuchen, verengte Arterien wieder aufzuweiten, klinisch relevant.

Ein weites Anwendungsgebiet fand die Plättchenszintigraphie bei der Untersuchung der Thrombogenität von Kunststoffmaterialien, die zunehmend in der Gefäßchirurgie Anwendung fanden und bei denen in Tierversuchen hohe plättchenaktivierende Eigenschaften nachgewiesen werden konnten. Harker et al. (1977) zeigten, daß die Plättchenüberlebenszeit bei Patienten mit arteriellen Kunststoffprothesen als Folge eines erhöhten Plättchenverbrauchs deutlich vermindert war. Bei 5 Patienten mit Prothese der Aortenbifurkation wiesen Ritchie et al. (1981) viermal deutliche Plättchenanreicherungen im Bereich des Kunststoffimplantats nach. In einer ausgedehnteren Studie an 15 Patienten mit Dacron-Aortaprothesen, die zwischen ein und 10 Jahren alt waren, fanden Stratton et al. (1983) eine deutliche Aktivitätserhöhung im Bereich der Gefäßprothesen; bei wiederholten Messungen stieg die Aktivität während des Meßzeitraumes von 96 Stunden kontinuierlich an. Dies wurde als Nachweis einer fortbestehenden Floridität des thrombotischen Prozesses gewertet. Yui et al. (1982) zeigten, daß das Ausmaß der Plättchenaufnahme durch die Kunststoffoberfläche mit der Verkürzung der Plättchenüberlebenszeit korrelierte.

An Dacron-Prothesen der Arteria femoralis konnten Goldmann et al. (1983) zeigen, daß Prothesen, bei denen eine starke 111-In-Plättchenanlagerung registriert wurde, sich signifikant häufiger binnen eines Jahres verschlossen als Prothesen mit niedriger Plättchenaufnahme. Die Gabe eines Kombinationspräparates von ASS und Dipyridamol senkte deutlich die Verschlußrate. Die Arbeitsgruppe von Stratton legte eine ganze Reihe von Arbeiten vor, die die Verschlußprophylaxe von Gefäßprothesen unter Therapie mit unterschiedlichen Plättchenaggregationshemmern testete (Stratton et al. 1981, 1983, 1984). Ticlopedin erwies sich ebenso wie das Sulfinpyrazon als unwirksam für die Verhinderung von Prothesenverschlüssen, wohingegen die Kombination von ASS plus Dipyridamol die Plättchenaufnahme im Prothesenbereich deutlich senkte. Auch das therapeutisch eingesetzte Prostacyclin (PG I_2) ist in der Lage, die Plättchenaggregation am Prothesenmaterial zu senken (Sinzinger et al. 1984). Nach Operationen, bei denen nicht Kunststoffmaterial sondern autologes Venenmaterial eingesetzt wurde, ist die Plättchenaufnahme deutlich geringer im Vergleich zum Kunststoffmaterial (Strobl-Jäger et al. 1986). Die oben zitierten Untersuchungen mit arteriellen Kunststoffprothesen zeigen modellhaft, daß die Plättchenszintigraphie geeignet ist, die Wirksamkeit von plättchenhemmenden Medikamenten in vivo zu kontrollieren. Sinzinger und Fitscha (1984) konnten zeigen, daß die Plättchenaufnahme im Bereich von arteriosklerotischen Läsionen der Aa. femorales durch die Infusion von Prostacyclin (PG I_2) deutlich reduziert wird. Als zweite geprüfte Substanz war ebenso das Prostaglandin E wirksam.

Plättchenszintigraphie bei cerebrovaskulären Erkrankungen

Bei den pathogenetischen Erklärungsversuchen von TIA und kompletten Schlaganfällen rückten zunehmend arteriosklerotische Veränderungen der Karotisbifurkation oder des Anfangsanteiles der Arteria carotis interna in den Mittelpunkt des Interesses. Es bestehen deutliche Hinweise darauf, daß auch niedergradige, hämodynamisch nicht wirksame Stenosen und ulcerierte Plaques in diesen Arealen Ausgangspunkt von arterioarteriellen Embolien sein können und somit auch ernsthafte Schlaganfälle verursachen. Die üblichen morphologischen diagnostischen Methoden wie Angiographie, digitale Subtraktionsangiographie, B-BildUltraschall und Dopplersonographie-Untersuchung können nur morphologische Veränderungen nachweisen. Über den funktionellen Zustand, d.h. den Aktivitätsgrad der arteriosklerotischen Läsionen, sagen diese Untersuchungen jedoch nichts aus. Zudem entgehen wandständige flache Thromben häufig der morphologischen Diagnostik. Aus diesen Gründen wurde schon frühzeitig versucht, mit Hilfe der 111-In-Plättchenszintigraphie zusätzliche Informationen über die arteriosklerotischen Läsionen der hirnversorgenden Gefäße zu erhalten. Randell et al. (1984) induzierten im Tierversuch Thromben der Karotiden und konnten diese plättchenszintigraphisch nachweisen. Bei Tieren, die mit ASS oder einem Thromboxan A-Synthesehemmer (Dazoxiben) behandelt wurden, war die Plättchenanreicherung im Thrombusbereich deutlich niedriger als bei unbehandelten Tieren. Lusby et al. (1983) untersuchten bei Hunden die Anlagerung der 111-In-markierten Plättchen nach Endarterektomie der Karotiden. Sie fanden eine Stunde nach der Operation in allen operierten Gefäßen eine stark erhöhte Plättchenakkumulation. Die Tiere wurden zu unterschiedlichen Zeitpunkten getötet und die Radioaktivität der operierten Gefäßareale gemessen. In den Gefäßen mit niedriger 111-In-Aktivität war die Gefäßoberfläche histologisch bereits wieder reendothelialisiert. In den Gefäßen mit starker 111-In-Aktivitätsanlagerung zeigten sich histologisch z.T. deutliche thrombotische Auflagerungen. Ercius et al. (1984) konnten bei einem identischen Tiermodell zeigen, daß die präoperative Gabe von 10 mg/kg ASS die Anreicherung von Indium-111- Plättchen im Thrombendarterektomiegebiet hemmt. Hingegen hatte niedriger dosierte ASS (0,5 mg/kg) keinen Effekt.

1978 veröffentlichten Davis et al. (1978) die erste Mitteilung über den plättchen-szintigraphischen Nachweis von ulcerierten arteriosklerotischen Plaques im Bifurkationsbereich bei einem Patienten mit Amaurosis fugax-Attacken. In einer ausführlicheren Studie untersuchte die selbe Arbeitsgruppe (Davis et al., 1980) 34 Patienten mit cerebrovaskulären Erkrankungen. Sie fanden angiographisch bei diesen Patienten 28 Fälle mit Karotisabgangsstenosen unterschiedlichen Ausmaßes, von diesen hatten 16 ein positives Plättchenszintigramm.

Bis heute liegen über die Plättchenszintigraphie der Halsgefäße bei Schlaganfallpatienten 5 umfangreiche Studien vor:

1. Powers et al. (1982) untersuchten 100 Patienten mit zerebralen Durchblutungsstörungen, von denen 54 Symptome von seiten des Karotiskreislaufs hatten. Sie fanden insgesamt bei 52 Patienten eine oder mehrere pathologische Plättchenanreicherungen. Leider wurde nicht näher aufgeschlüsselt, wieviele davon im Bereich der symptomatischen Karotisbifurkation lagen. Ein Vergleich mit der Arteriographie ergab, daß das Plättchenszintigramm bei 32 von 75 angiographisch nachgewiesenen Gefäßläsionen positiv war und zusätzlich 20mal in

den Arealen pathologisch ausfiel, die angiographisch unauffällig waren. Wiederum fehlte bei diesen Befunden die Information, ob es sich um symptomatische oder asymptomatische Gefäßveränderungen gehandelt hat. Bei 4 Patienten, die Powers und seine Mitarbeiter untersuchten, wurde das Plättchenszintigramm kurz vor einer Karotisthrombendarterektomie durchgeführt. Bei einem dieser 4 Patienten war das Plättchenszintigramm pathologisch, bei den anderen 3 war es normal. Im ersteren Fall zeigte sich ein großer, in das Lumen hineinragender Thrombus, in den drei anderen plättchenszintigraphisch negativen Fällen waren trotzdem arteriosklerotische Veränderungen und lichtmikroskopisch thrombotische Auflagerungen im Bereich dieser Veränderungen nachweisbar. Eine Messung der Oberflächenaktivität zeigte trotz negativer gamma-Kamera-Aufnahme eine hohe Indium-111-Aktivität an der Oberfläche von histologisch nachgewiesenen Plaques. Diese falsch negativen Befunde regten Powers und seine Mitarbeiter zur Weiterentwicklung des Doppelisotopenverfahrens an (1983), wie es bereits vorher von Peters et al. (1981) vorgeschlagen worden war.

2. Kessler et al. (1983) untersuchten 62 Schlaganfallpatienten und fanden bei 29 Patienten pathologische Plättchenanreicherungen in 23 von 52 symptomatischen Karotiden und 13 von 72 asymptomatischen Karotiden lokalisierbar. Dieser Unterschied war statistisch signifikant (p < 0,05). Es fanden sich pathologische Befunde auch im Bereich angiographisch sehr geringgradig erscheinender Karotisläsionen. Von 8 unbehandelten Patienten hatten 7 ein pathologisches Plättchenszintigramm (87,5 %), hingegen von 29 ASSbehandelten Patienten nur 13 (44,8 %), was für einen positiven Effekt der ASS sprach.

3. Goldman et al. (1983) fanden bei 25 Patienten mit Karotis-TIA 16 pathologische Anreicherungen im symptomatischen Karotisgebiet und 10 im asymptomatischen. Verglichen mit der Angiographie, die bei 18 Patienten durchgeführt worden war, zeigte sich, daß 11 von 12 Gefäßen mit angiographisch sichtbaren Ulcerationen im Szintigramm positiv waren, aber nur 5 von 10 mit höhergradigen Stenosen. Bei 11 der Patienten wurde im Anschluß an die Szintigraphie eine Karotisthrombendarterektomie durchgeführt. In allen 11 Operationspräparaten fand sich eine meßbare 111-In-Aktivität im arteriosklerotischen Bereich. In zwei Fällen konnten kleinere Plaques von der Intima losgelöst werden und die Aktivitätsmessung ergab, daß an der Plaqueoberfläche 90 % der Gesamtaktivität des Präparates gebunden war. Die Radioaktivität der ulcerierten Läsionen war deutlich höher als die der glatten höhergradigen Stenosen.

4. Isaka et al. (1984) wandten bei 25 Schlaganfallpatienten eine Doppelisotopen-Methode an. Sie bestimmten einen rechnerischen Plättchenakkumulationsindex, der die Menge der thrombozytengebundenen Aktivität im Bereich der Karotiden ausdrückte und fanden, daß die plättchengebundene Aktivität im Bereich der Karotisbifurkationen mit angiographisch nachgewiesenen Stenosen signifikant höher war als die bei angiographischen Normalbefunden. Die Quantität der 111-In- markierten Thrombozyten war in Läsionen mit ulcerierter Oberfläche besonders groß; es ergab sich jedoch kein signifikanter Unterschied zwischen ASS-behandelten und nicht ASS-behandelten Patienten.

In einer Zusammenstellung der bisher zitierten vier Arbeiten, die sich mit der Plättchenszintigraphie der Halsgefäße befaßten, verglich Goldman (1990) alle plättchenszintigraphischen Befunde mit den angiographischen Befunden in den vier zitierten Arbeiten. Von allen vier Arbeitsgruppen wurden insgesamt 358 Karotiden untersucht. Das Plättchenszintigramm war insgesamt 110mal positiv und 85mal war in diesem Bereich auch ein pathologischer Angiographiebefund erhoben worden. Andererseits war das Plättchenszintigramm in 82 Fällen negativ, in denen der Angiographiebefund pathologisch war. Goldman errechnete für die vorliegenden Studien eine Sensitivität der Untersuchung von 51 % und eine Spezifität von 87 %.

5. Eine Arbeit einer französischen Arbeitsgruppe (Bernard et al. 1986), die eine große Anzahl von Patienten plättchenszintigraphisch untersuchte, kam zu vergleichbaren Resultaten. Es handelte sich um 7 Patienten mit einem kompletten Schlaganfall, 197 mit TIA und 240 mit asymptomatischen Karotisstenosen. Leider sind die klinischen Angaben in dieser Arbeit nicht ganz vollständig mitgeteilt. Bei den 7 Patienten mit kompletten Schlaganfällen fand sich ein pathologisches Szintigramm, bei den 197 Patienten mit TIA hingegen 100, und zwar wiederum besonders häufig im Bereich ulcerierter Läsionen. 102 der 197 TIA-Patienten wurden operiert, intraoperativ waren in 65 der 100 Fällen mit positivem Szintigramm auch makroskopisch Thromben gefunden worden, bei den 36 operierten Patienten mit negativem Szintigramm jedoch nur in 5 Fällen. Bei den 52 asymptomatischen Patienten fanden die Untersucher nur 10 pathologische Szintigramme.

Findlay et al. (1985) untersuchten 22 Patienten einen Tag nach der Karotisthrombendarterektomie plättchenszintigraphisch. 10 Patienten erhielten eine Kombination von ASS und Dipyridamol und 12 Patienten ein Placebo. Die Studie war doppelblind angelegt. Die Szintigraphie 24 Stunden nach Injektion der markierten Plättchen zeigte signifikant weniger Aktivität im Bereich des Operationsgebietes in der behandelten als in der unbehandelten Gruppe. Von einem positiven ASSEffekt berichteten auch Isaka et al. (1986). Sie fanden bei 12 zunächst unbehandelten Patienten mit Schlaganfällen szintigraphisch eine pathologische Thrombozytenanreicherung im Bereich der symptomatischen Karotis. Unter einer Behandlung von ASS ließ sich diese pathologisch erhöhte Thrombozytenkonzentration deutlich senken. Nachdem das Aspirin wieder abgesetzt war und die Patienten mit Ticlopidin behandelt wurden, stieg der Thrombozytenüberschuß im Bereich der symptomatischen Arteria carotis interna wieder an. Kessler et al. (1987) konnten ebenfalls über eine signifikante Reduktion der plättchengebundenen 111-In-Aktivität im Bifurkationsbereich von Schlaganfallpatienten während der Infusion eines synthetischen Prostacyclin-Analogons (Iloprost[R]) berichten.

Berichte über intrazerebrale Plättchenanreicherungen sind rar. Sutherland et al. (1982) untersuchten 13 Patienten mit großen intrazerebralen Aneurysmen und fanden in 6 Fällen in der entsprechenden Lokalisation pathologische Plättchenanreicherungen, die auf eine Thrombosierung des Aneurysmas hinwiesen. Kessler et al. (1980) konnten bei einer jungen Patientin mit dem klinischen Verdacht auf eine Hirnvenenthrombose eine deutliche Aktivitätsanreicherung im Bereich des Sinus sagittalis superior nachweisen.

Bridgers et al. (1986) gelang bei einem weiteren Patienten mit Thrombose des Sinus sagittalis superior der plättchenszintigraphische Nachweis des thrombotischen Areals.

Die szintigraphischen Nachweise von intrazerebralen thrombotischen Prozessen der Hirngefäße sind jedoch erschwert. Die Ursache dafür liegt in den schwierigen anatomischen Verhältnissen und in der Dicke der Kalotte. Eventuell kann hier die von Stratton et al. (1985) eingeführte Emissionscomputertomographie neue Aussagemöglichkeiten herbeiführen.

Wegen der großen diagnostischen Sicherheit bei der Identifizierung von kardialen Thromben durch die Plättchenszintigraphie (Ezekowitz et al. 1981) lag es nahe, diese Methode auch bei der Suche nach kardialen Emboliequellen bei Schlaganfallpatienten zu verwenden. Kessler et al. (1985) untersuchten bei 11 Patienten mit dem klinischen Verdacht auf eine kardiale Hirnembolie plättchenszintigraphisch sowohl das Herz als auch die Karotiden. In 6 Fällen fanden sie im Bereich des linken Herzens (2mal im linken Vorhof und 4mal im linken Ventrikel) pathologische Plättchenanreicherungen. In der vorliegenden Monographie wird über die Ergebnisse einer umfangreicheren Untersuchung berichtet.

II. EIGENE UNTERSUCHUNGEN

Methode der Plättchenszintigraphie

Das verwendete Markierungsverfahren ist eine Modifikation der von
Thakur et al. (1976) beschriebenen Methode. Es nimmt eineinhalb
Stunden in Anspruch und kann in jedem nuklearmedizinischen Labor
durchgeführt werden, welches über eine Grundausstattung mit ste-
rilem Arbeitsplatz, gamma-Zähler, Zentrifuge und GammaKamera
verfügt. Eine Umgangsgenehmigung für 111-Indium sowie die Einhaltung der Strahlenschutzbestimmungen ist Grundvoraussetzung. Im
folgenden wird das Markierungsverfahren detailliert dargestellt, um
eine problemlose Neuetablierung der Methode in entsprechenden La-
boratorien zu ermöglichen.

Herstellung der Waschlösung

3 ml ACD A-Lösung (Fa. Biotest Pharma, Dreieich) werden mit 20 ml
physiologischer Kochsalzlösung vermischt. Mit verdünnter NaOH (1
ml 1n NaOH + 9 ml 0,9 % NaCl) wird tropfenweise ein pH von 6,5
titriert. Ein exakt eingestellter pH von 6,5 ist für die weitere Vitalität
der Blutplättchen von außerordentlicher Wichtigkeit. Die adjustierte
Waschlösung wird durch einen Bakterienfilter in zwei 10 ml-Spritzen
aufgezogen, die steril verschlossen werden.

Plättchenmarkierung

43 ml venösen Blutes wird mit 7 ml ACD A-Lösung antikoaguliert.
Durch Zentrifugation (20 min. bei 180 g) wird ein plättchenreicher
Überstand (PRP = plättchenreiches Plasma) gewonnen. Dieser wird
vorsichtig in konische Plastikreagenzröhrchen abgehoben.

Um die Plättchen vom Plasma zu trennen wird das PRP ein
zweites Mal 7 min. bei 700 g zentrifugiert. Der plättchenarme Überstand (PAP) wird dekantiert und steril aufbewahrt.

Der dichte Plättchenbodensatz wird in 5 ml Waschlösung vorsichtig resuspendiert. Daraufhin erfolgt ein weiterer Zentrifugationsschritt (7 min. bei 700 g). Der Überstand dieses Waschvorganges kann verworfen werden. Die gewaschenen Plättchen werden mit 4 - 5 ml der Inkubationslösung aufgelöst und 20 min. bei Raumtemperatur inkubiert. Die Inkubationslösung besteht aus einer Lösung von 0,5 mCi 111-In-Hydroxychinolin- Lösung (z.B. Fa. Amersham Buchler, Braunschweig), welche mit 4 ml Waschlösung gemischt ist.

Nach Beendigung der Inkubation werden die Plättchen durch einen erneuten Zentrifugationsschritt separiert (7 min. bei 700 g) und die Radioaktivität des Überstandes gemessen und notiert. Die markierten Plättchen werden in 5 ml des zu Beginn gewonnenen PAP resupendiert und noch einmal mit 700 g für 7 min. zentrifugiert. Auf diese Weise kann das ungebundene Indium- Oxin entfernt werden.

Die Radioaktivität der Waschlösung wird wiederum gemessen und die markierten und gewaschenen Plättchen zuletzt in 4 ml PAP gelöst. Nach erneuter Messung der endgültigen Aktivität der Injektionslösung werden die gelösten Plättchen i.v. reinjiziert. Zwischen Blutentnahme und Reinjektion sollen nicht mehr als 2 Stunden verstreichen, da hierunter die Vitalität der Plättchen leidet.

Bestimmung des Markierungseffektes

Der prozentuale Markierungseffekt (%ME) ist das Verhältnis der von den Plättchen aufgenommenen zu der ursprünglich zur Markierung eingesetzten Radioaktivität. Zur Errechnung werden die Aktivitäten der Inkubationslösung (RA(I)) und der markierten Plättchen (RA(P)) nach dem letzten Waschvorgang im Bohrloch gemessen und miteinander in Beziehung gebracht. Die Formel zur Errechnung des Markierungseffekts lautet:

```
        TA(P)
%ME  =  ----- x 100
        RA(I)
```

Bestimmung des Wiederfindungswertes (Recovery (R))

Der Recovery-Wert gibt an, wieviel Prozent der injizierten Aktivität zu einem definierten Zeitpunkt sich im Kreislauf wiederfinden lassen. Zur Bestimmung des Recovery werden 30 Minuten nach Injektion der markierten Blutplättchen 5 ml venösen Blutes in einer heparinisierten Spritze entnommen. Es werden 3 ml davon abpipettiert und die Radioaktivität im Bohrloch gemessen (B(Blut)). Außerdem wird ein Standard mit einer bekannten 111-In-Aktivität angesetzt und dessen Volumen gemessen (A(Sta)) und ebenfalls im Bohrloch gemessen (B(Sta)). Das Blutvolumen des Patienten (BV) wird mit der Formel 75 x Körpergewicht in kg errechnet.

Der Recovery-Wert wird wie folgt errechnet:

$$R = \frac{1}{3} \frac{B(Blut)}{B(Sta)} \times \frac{A(Sta)}{A(inj)} \times BV$$

B (Blut) = Aktivität von 3 ml der Blutprobe

B (Sta) = Aktivität von 1 ml des Standards

A (Sta) = die Aktivität des Standards
- umgerechnet in 10^{-3} mCi/ml

A (inj) = dem Patienten injizierte Aktivität
in 10^{-3} mCi

BV = Blutvolumen

Ein normaler Recovery-Wert gilt als wichtiges Indiz dafür, daß die radioaktiv markierten Thrombozyten nicht geschädigt sind und eine normale Verteilung im Organismus zu erwarten ist. Die Normalwerte liegen zwischen 50 und 60 %, die übrigen ca. 50 % markierten Plättchen bilden initial den Milzpool.

Szintigraphische Aufnahmen

Die szintigraphischen Aufnahmen können mit einem konventionellen gamma-Kamera System mit Rechner und Aufzeichnungsmöglichkeit auf Magnetplatte vorgenommen werden. Bei unseren Untersuchungen verwendeten wir einen Mittelenergie-Parallelloch-Kollimator, wie er auch zur Jodszintigraphie verwendet wird. Zunehmend werden jedoch spezielle 111-Indium-Kollimatoren mit besserer Auflösung und Energieausnutzung angeboten. 111-In hat zwei Energiespektren (174 kEV und 247 kEV), es empfiehlt sich, beide Energiebereiche bei der Aufnahme zu verwenden, da dies eine Reduktion der Aufnahmezeiten bedeutet. Um die Aufnahmen vergleichbar zu machen, sollte immer die gleiche Zahl (50 000 oder 100 000) von counts (cts) gewählt werden. Die im folgenden demonstrierten Szintigramme wurden mit 100 000 cts aufgenommen.

Aufnahmetechnik bei der Karotisszintigraphie

Die Aufnahmen der Halsgefäße werden in liegender Position des Patienten durchgeführt. Standardmäßig ist die anterior-posteriore Projektion zu empfehlen. Der Kollimator ist so nahe wie möglich über dem Patienten zu postieren. Hierbei werden Kopf und Halsregion so eingestellt, daß beide gut im Kollimatorfeld abgebildet sind. In der Regel ist hierbei der untere Kollimatorrand in der Mitte des Sternums gelegen, so daß auch der Aortenbogen regelmäßig zur Aufzeichnung kommen kann. Die Aufnahmezeit beträgt zwischen 15 und 30 Minuten pro Patienten. Abbildung 1 zeigt die Strukturen, die sich in einem normalen Szintigramm abbilden. Es ist der aktivitätsreiche Aortenbogen zu sehen, von dem die großen Halsgefäße abgehen. Normalerweise stellen sich beide Halsgefäßstränge symmetrisch dar, im Bereich der Bifurkation kommt es - bedingt durch den vergrößerten Blutfluß - zu einer leichten Aktivitätsanhebung (Pfeil). Schließlich sind im Bereich der Schädelbasis die erhöhte Aktivität des Nasopharyngialraumes zu sehen. Intracerebral sind angedeutet die Stromgebiete der Aa. cerebri mediae auszumachen (schwarzer Pfeil) und normalerweise ebenfalls schwach der Sinus sagittalis superior.

Für die szintigraphische Darstellung von Karotisthromben sind die Aufnahmen direkt nach Injektion der radiomarkierten Thrombozyten nur selten geeignet. Die markierten Thrombozyten werden vom Thrombus oder von der arteriosklerotischen Läsion bei jeder Passage aufgenommen, so daß die ideale Zeit für die Thrombusszintigraphie der Karotiden nach 24 oder 48 Stunden ist. Abbildung 2a-c zeigt solch eine dynamische Entwicklung des Thrombus in der linken Karotis bei einem Patienten mit einer angiographisch sichtbaren thrombotischen Auflagerung im Bereich der carotis interna. Direkt nach Injektion der markierten Plättchen stellen sich die Gefäße symmetrisch dar (Abb. 2a). 24 Stunden später ist eine pathologische Plättchenanreicherung im Bereich der linken Karotisbifurkation auszumachen (Abb. 2b). Nach 48 Stunden sieht man eine deutliche Thrombusdarstellung im Bereich der linken A. carotis interna (Abb. 2c).

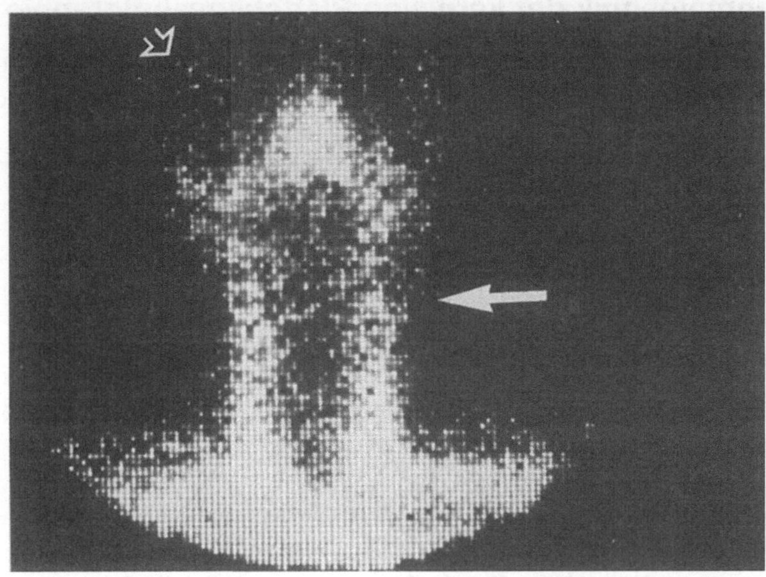

Abb. 1: Normales Plättchenszintigramm: Beide Karotiden stellen sich symmetrisch dar, im Bereich der Karotisbifurkation ist eine leichte Aktivitätsanhebung zu erkennen (Pfeil), im Schädelbasisbereich ist der stark aktivitätsanreichernde Nasopharyngialraum zu erkennen. Der schwarze Pfeil markiert das Stromgebiet der A. cerebri media.

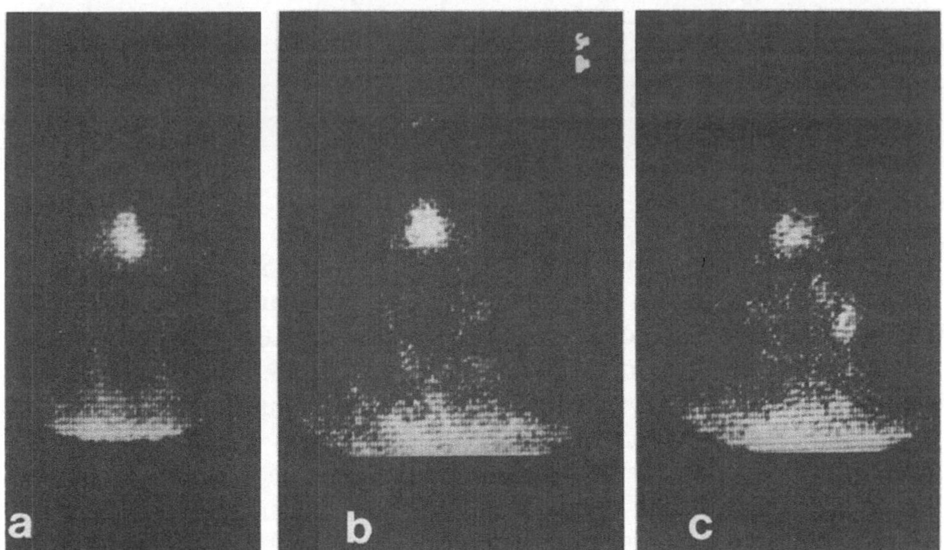

Abb. 2a - c: Zeitabhängigkeit der Plättchenaufnahme bei einem Thrombus im Bereich der linken A. carotis interna: Direkt nach Injektion der radioaktiv markierten Thrombozyten stellen sich beide Karotiden symmetrisch dar (2a). Nach 24 Stunden zeigt sich eine Anreicherung im Bereich der linken Karotis (2b) und nach 48 Stunden wird der Thrombus deutlich im Szintigramm sichtbar (2c).

Aufnahmetechnik der kardialen Plättchenszintigraphie

Die Aufnahmen des Herzens werden am liegenden Patienten in anterior-posteriorer (ap)-Projektion und in der linksanterioren Projektion vorgenommen. Abbildung 3 verdeutlicht den Meßvorgang.

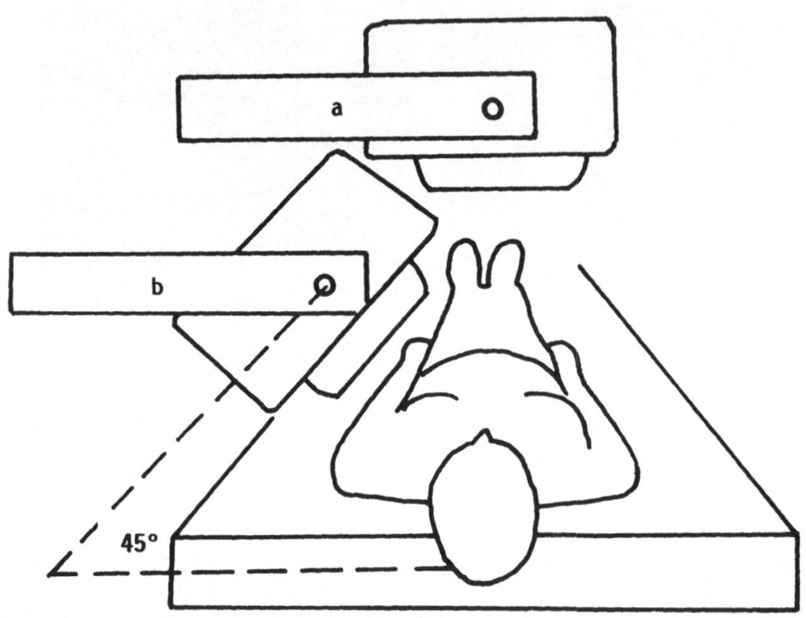

Abb. 3: Projektion der gamma-Kamera bei der Szintigraphie des Herzens in ap (a) und 45° linksanteriorer Projektion (b).

In der anterior-posterioren Projektion soll die gesamte Thoraxregion vom Oberbauch bis zum oberen Drittel des Sternums vom Kollimator erfaßt sein. Im Szintigramm stellt sich dann rechts die Milz, die stark plättchenspeichernd ist, und links die Leber dar. Zwischen beiden Organen sieht man 24 Stunden nach Injektion der radioaktiv markierten Thrombozyten den zirkulierenden Blutpool des Herzens (Abb. 4a). Vorwiegend sind hierbei der rechte Ventrikel und die großen abgehenden Gefäße (Aortenbogen) zu sehen. Hingegen kann in der linksanterioren Projektion das rechte und das linke Herz voneinander besser unterschieden werden (Abb. 4b). In dieser Projektion ist auch angedeutet das Herzseptum zu erkennen. Abbildung 5a und 5b verdeutlichen skizzenhaft die anatomischen Verhältnisse in beiden Projektionen. In der ap-Darstellung zeigt sich ventral vorwiegend der rechte Ventrikel und der rechte Vorhof, vom linken Ventrikel ist lediglich die Herzspitze zu sehen. Die klinisch relevanten

Thromben gehen jedoch vorwiegend vom linken Ventrikel oder vom linken Vorhof aus. Aus diesem Grunde ist eine 45° linksanteriore Projektion während der Aufnahme wesentlich wichtiger (Abb. 5b). In dieser kann sowohl der linke Ventrikel als auch der linke Vorhof gut eingesehen werden.

Nach Injektion der radioaktiv markierten Blutplättchen ergibt die szintigraphische Aufnahme vorwiegend die Darstellung des zirkulierenden Plättchenpools. Eventuell vorhandene kleine kardiale Thromben lassen sich nicht sicher nachweisen, da deren Aktivität von den zirkulierenden Blutplättchen bei weitem überstrahlt wird. Die thrombusgebundene Aktivität steigt jedoch im Laufe der Zeit ständig an und die zirkulierenden Blutplättchen werden außerdem kontinuierlich in der Milz abgebaut, so daß es zu einer Reduktion des zirkulierenden Plättchenpools kommt. Dies führt zeitabhängig zu einem immer günstiger werdenden Verhältnis zwischen der thrombusgebundenen und der zirkulierenden Plättchenaktivität. Hieraus folgt die Notwendigkeit beim Nachweis kardialer Thromben, späte Herzaufnahmen anzufertigen. Ezekowitz et al. (1980) stellten fest, daß der ideale Zeitpunkt für einen kardialen Thrombusnachweis 72 Stunden nach Injektion der radioaktiv markierten Thrombozyten ist. Dies entspricht auch unseren Erfahrungen.

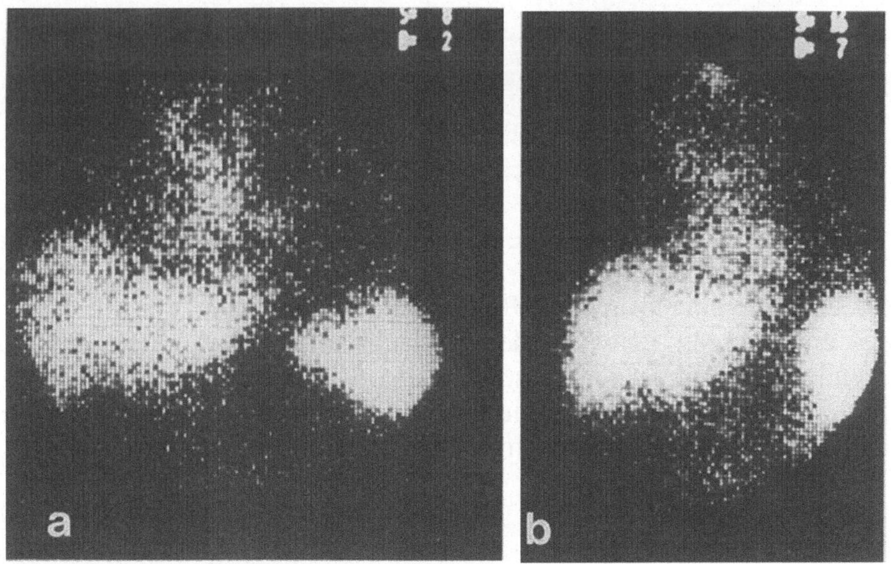

Abb. 4a - b: Normales kardiales Plättchenszintigramm: 24 Stunden nach Injektion der radioaktiv markierten Thrombozyten ist in der anterior-posterioren (4a) und in der linksanterioren Projektion (4b) vorwiegend der zirkulierende Blutpool zu sehen. In der linksanterioren Projektion werden der linke Ventrikel und der linke Vorhof besser sichtbar. Rechts die Milz, links die Leber, beide Organe stark plättchenakkumulierend.

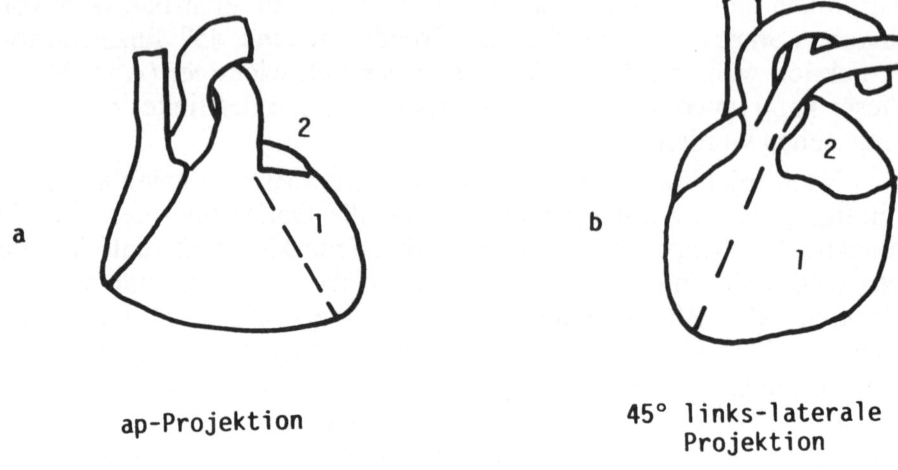

Abb. 5a - b: Skizze der anatomischen Verhältnisse des Herzens in anterior-posteriorer Projektion (5a) und links-anteriorer Projektion (5b): Während in der ersteren vor allem das rechte Herz eingesehen werden kann, gelingt in der linksanterioren Projektion eine günstigere Darstellung des linken Vorhofes und des linken Ventrikels.

Fallbeschreibung 1:

Die Abbildung 6 zeigt die zeitliche Entwicklung eines linksventrikulären Thrombus. Es handelt sich um einen 64-jährigen Patienten, der mit 49 und mit 52 Jahren je einen schweren Myokardinfarkt erlitt. Danach kamen rezidivierende apoplektische Insulte vor, die beide Hirnhemispären betrafen. Im zweidimensionalen Echokardiogramm fand sich eine eingeschränkte Beweglichkeit der linken Ventrikelwand mit Verdickungen, es wurde der Verdacht auf einen muralen, eng anliegenden Thrombus geäußert. Wie die Abbildungen 6a - c zeigen, konnte das Plättchenszintigramm in der linksanterioren Projektion nach 72 Stunden sicher einen intraventrikulären Thrombus darstellen.

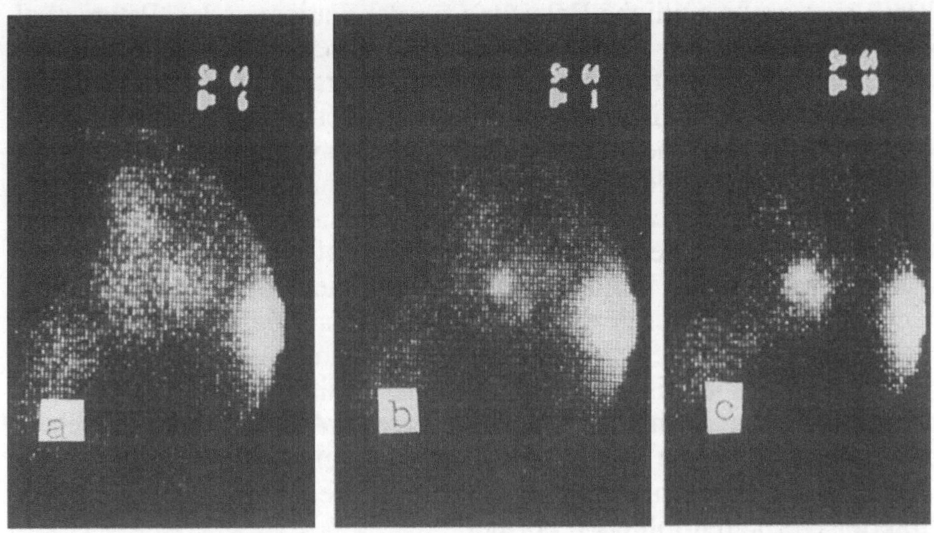

Abb.6a - c: Kardiales Plättchenszintigramm eines 64-jährigen Patienten mit rezidivierenden Hirninfarkten in linksanteriorer Projektion: (6a) 1 Stunden nach Injektion homogene Verteilung der Radioaktivität. (6b) Nach 24 Stunden im Bereich des linken Ventrikels Aktivitätsanhebung. (6c) Nach 48 Stunden wird der linksventrikuläre Thrombus deutlich sichtbar.

Doppelisotopen-Markierung

Bei der Karotisszintigraphie mit Indium-111-markierten Thrombozyten entstehen methodische Schwierigkeiten, die vorwiegend durch die zirkulierenden markierten Plättchen bedingt sind. Abbildung 7 zeigt die Möglichkeiten falsch positiver und falsch negativer Ergebnisse bei der Karotisszintigraphie.

In Fällen von kleinen wandständigen Thromben überdeckt die zirkulierende Aktivität die wandständige thrombusgebundene Aktivität (Abb. 7a). Bei Gefäßausweitungen oder Gefäßüberlagerungen kann eine erhöhte Aktivität im Bereich der Karotisbifurkation vorgetäuscht werden, die jedoch keinem thrombotischen Prozeß entspricht (Abb. 7b).

Eine Möglichkeit, die störende zirkulierende Aktivität zu verringern, ist bei der Herzszintigraphie bereits beschrieben worden. Es sind späte Aufnahmen der Karotiden, damit die zirkulierende Aktivität der Karotiden durch den Abbau der Thrombozyten und die geringe Halbwertzeit des 111-In kontinuierlich abnimmt und ein eventueller Thrombus im Karotisbereich deutlicher darstellbar ist. Da die Radioaktivität aber nach mehreren Tagen im Halsbereich stark abnimmt, ist dieses Verfahren mit verlängerten Aufnahmezeiten verbunden und

38

stellt eine große zeitliche Belastung für den Patienten dar. Peters et al. (1981) schlugen ein Doppelisotopen-Verfahren vor, welches aus der gleichzeitigen Injektion von 111-In-markierten Thrombozyten und 99m-Tc-markierten Erythrozyten besteht. Der zirkulierende Erythrozytenpool ist in seiner räumlichen Ausdehnung mit dem zirkulierenden Plättchenpool identisch. Kommt es in einem Bereich von thrombotischen Prozessen zu zusätzlichen Plättchenablagerungen, steigt hier die plättchengebundene Aktivität an, ohne daß sich die erythrozytengebundene Aktivität in gleicher Weise verändert. Da 111-In und 99m-Tc verschiedene Energiespektren haben, ist es möglich, für jedes dieser Isotope separate gamma-Kamera-Aufnahmen anzufertigen und durch ein computerisiertes Subtraktionsverfahren voneinander abzuziehen. Hierbei gelingt es, die zirkulierende Aktivität rechnerisch zu eliminieren und die Größe der ortsständigen thrombusgebundenen Aktivität zu erfassen. Powers et al. (1983) benutzten für dieses Subtraktionsverfahren folgende Formel:

```
                     In-REF
In-EXC = In-ROI - (------) x Tc-ROI
                     Tc-REF
```

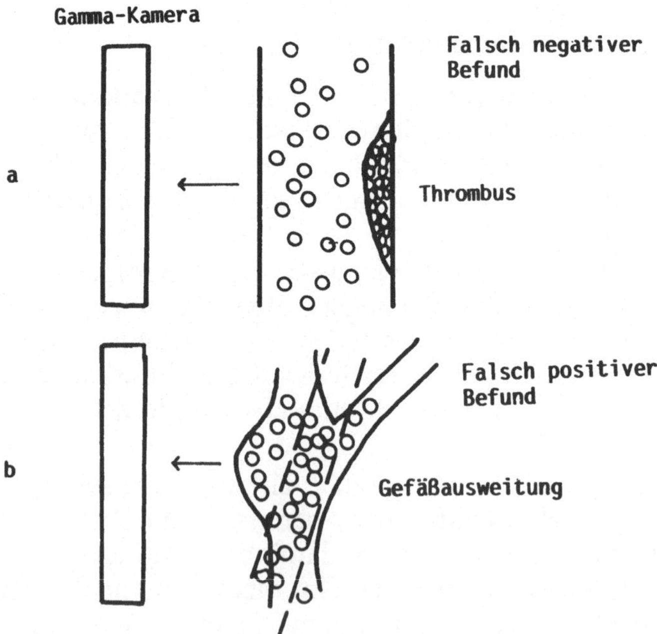

Abb. 7a-b: Möglichkeiten der falschen Interpretation von Karotisplättchenszintigrammen: Im Falle von kleinen wandständigen Thromben können falsch positive Befunde erhoben werden (a), falsch negative Befunde können bei Gefäßausweitungen oder bei Gefäßüberlagerungen entstehen (b).

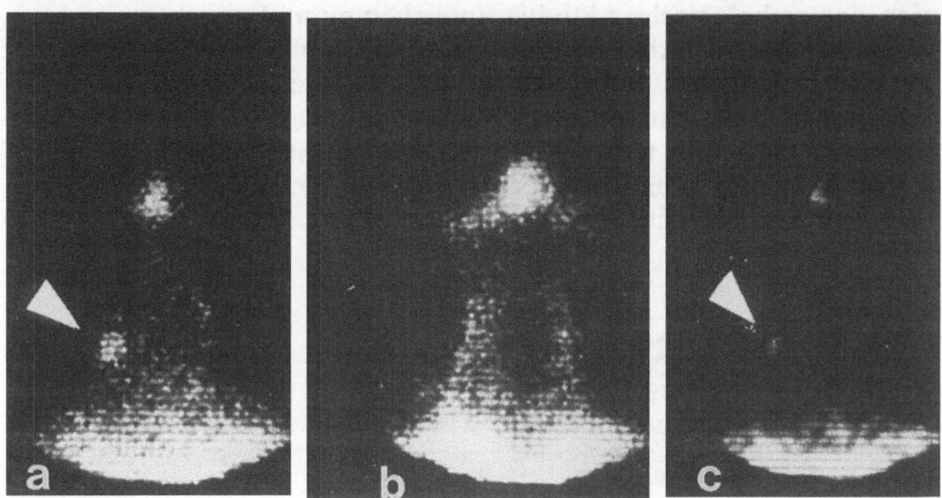

Abb. 8a - c: Doppelisotopen-Verfahren bei einem Patienten mit einem flottierenden Thrombus im Bereich der rechten A. carotis interna: Das 111-In-Plättchenszintigramm zeigt nach 24 Stunden eine deutliche Anreicherung im Bereich der A. carotis interna rechts (8a), im Erythrozytenbild - zum gleichen Zeitpunkt aufgenommen - zeigt sich eine symmetrische Perfusion beider Aa. carotis inernae (8b). Nach Subtraktion des Erythrozytenbildes vom Thrombozytenbild stellt sich die isolierte Thrombusformation deutlich dar (Pfeil, 8c).

Hierbei bedeutet In-Exc (= Indium-Excess) die Plättchenakkumulation im Thrombus nach Subtraktion des zirkulierenden Blutpools, In-ROI und Tc-ROI die In- bzw. Tc-Aktivitäten im untersuchten Gefäßareal (ROI = region of interest) und der Index In-REF: Tc-REF das konstante Verhältnis der Radioaktivitäten beider Isotopen im zirkulierenden Blutpool - gemessen in einer Referenzregion (z.B. Aortenbogen oder rechter Vorhof). Abbildung 8a - c zeigt entsprechend dieser Formel einen Subtraktionsvorgang, bei dem vom Thrombozytenbild das Erythrozytenbild subtrahiert wird und ein Thrombus im Bereich der rechten A. carotis interna sichtbar gemacht werden kann.

Fallbeschreibung 2:

Der 50-jährige Patient wurde mit einer linksseitigen sensomotorischen Hemiparese stationär aufgenommen. Während der ersten Tage des stationären Aufenthaltes verschlechterte sich die Symptomatik im Sinne eines progredienten Insultes. Im CT war ein ausgedehnter rechtshirniger Mediainfarkt zu sehen. Im Plättchenszintigramm ergab sich eine pathologische Aktivitätsanreicherung im Bereich der rechten A. carotis interna (Abb. 8a - c). Die Angiographie zeigte arteriosklerotische Gefäßwandunregelmäßigkeiten im Bereich beider Karotisbifurkationen und rechtsseitig einen in das Lumen hineinragenden flottierenden Thrombus (Abb. 9). Es zeigte sich intraoperativ ein in das Lumen hineinragender Thrombus, der vom Grund eines arteriosklerotischen Plaques ausging.

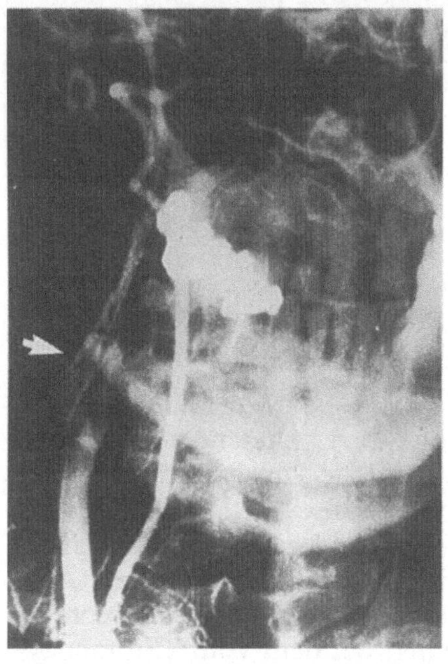

Abb. 9: Rechtsseitiges Karotisangiogramm bei einem 50-jährigen Patienten (Fallbeschreibung 2): Es ist ein flottierender Thrombus zu sehen, der in das Lumen der A. carotis interna hineinragt (Pfeil).

Das Doppelisotopen-Verfahren erlaubt eine Quantifizierung der plättchengebundenen Aktivität. Allerdings gibt der In-EXC den Plättchenüberschuß als absolute Größe der gemessenen Radioaktivität in counts an. Dies erlaubt zwar einen Vergleich verschiedener In-EXC-Werte bei ein und demselben Patienten, z.B. im Rahmen einer Medikamentenstudie, erschwert jedoch den Vergleich zwischen unterschiedlichen Patienten. Isaka und Mitarbeiter (1986) schlugen die Errechnung eines prozentualen Plättchen-Akkumulations-Index (% PAI) vor.

bus gebunden ist (In-TH) und der zirkulierenden 111-In-Aktivität im Blutpool(In-BP).

$$(1) \quad \text{In-ROI} = \text{In-TH} + \text{In-BP}$$

Da die Gefäßwand keine Erythrozyten aufnimmt, ist die gemessene 99m-Tc-Erythrozyten-Aktivität im Bereich der Karotisbifurkation (Tc-ROI) identisch mit der zirkulierenden Erythrozyten-Aktivität des gleichen Blutvolumens (Tc-BP).

$$(2) \quad \text{Tc-ROI} = \text{Tc-BP}$$

Das Verhältnis der zirkulierenden 111-In-Aktivität zur zirkulierenden 99mTc-Aktivität ist stets konstant, unter der Voraussetzung, daß kein thrombotischer Prozeß die 111-In-Aktivität anhebt. Im Falle einer Gefäßstenose nimmt der zirkulierende Anteil beider Isotope gleichsinnig ab, und im Falle einer Gefäßerweiterung nimmt der zirkulierende Anteil beider Isotope ebenso zu. Wird die Aktivität beider Isotope nicht nur über der Karotisbifurkation gemessen, bleibt das Verhältnis der zirkulierenden Aktivität beider Isotope in der Karotisbifurkation zur Aktivität der entsprechenden Isotope in der Referenzregion (In-REF bzw. Tc-REF) immer gleich.

$$(3) \quad \frac{\text{In-BP}}{\text{In-REF}} = \frac{\text{Tc-BP}}{\text{Tc-REF}}$$

Als Referenzregionen werden der Aortenbogen oder das rechte Herz gewählt. Aus der Formel 3 ergibt sich

$$(4) \quad \text{In-BP} = \frac{\text{In-REF} \times \text{Tc-BP}}{\text{Tc-REF}}$$

Um den thrombengebundenen Anteil der 111-In-Aktivität quantitativ zu erfassen, kann ein Plättchenakkumulationsindex (PAI) errechnet werden, der als Verhältnis der thrombusgebundenen Aktivität (In-TH) zu zirkulierender Thrombozyten-Aktivität (In-BP) definiert wird.

42

$$(5) \quad PAI = \frac{In\text{-}TH}{In\text{-}BP}$$

Setzt man die in der Gleichung 4 definierte zirkulierende Indium-Blutpool-Aktivität (In-BP) in die Gleichung 5 ein, so ergibt sich

$$(6) \quad PAI = \frac{In\text{-}ROI}{In\text{-}REF} \times \frac{Tc\text{-}REF}{Tc\text{-}ROI}$$

wobei In-ROI und Tc-ROI sich aus Gleichung (1) bzw. (2) ergeben.

Patienten

Im folgenden werden die Ergebnisse der Plättchenszintigraphie vorgestellt, die an 171 Patienten mit cerebrovaskulärer Erkrankung durchgeführt wurde. 148 Patienten waren Männer, 23 waren Frauen. Das durchschnittliche Alter betrug 59,6 Jahre und war bei den Männern mit 59,00 Jahren niedriger als bei den Frauen mit 66,17 Jahren. Der jüngste Patient war 22, der älteste 86 Jahre alt. Die szintigraphische Untersuchung wurde bei 91 Patienten innerhalb der ersten 7 Tage nach dem letzten klinischen Ergebnis durchgeführt, bei 27 Patienten zwischen dem 8. und 14. Tag, bei 30 Patienten zwischen dem 15. und 21. Tag und bei 9 Patienten zwischen dem 22. und 28. Tag. Bei 14 Patienten erfolgte die Szintigraphie später als einen Monat.

137 der 171 Patienten hatten Symptome von seiten des Karotiskreislaufes: 54 rechtshirnig und 83 linkshirnig; 15 Patienten hatten Amaurosis fugax-Attacken. Bei 20 Patienten bestanden Symptome von seiten des vertebro-basilären Kreislaufes, zumeist eine Hirnstammsymptomatik, die passager oder bleibend war.

Bei 14 Patienten lagen asymptomatische Stenosen der Karotiden vor, es handelte sich vorwiegend um Patienten mit einer peripheren Durchblutungsstörung, bei denen im Rahmen einer weiteren Abklärung auch die Halsgefäße untersucht wurden.

Insgesamt wurden also bei 171 Patienten 342 Karotiden untersucht, davon waren 137 symptomatisch und 205 asymptomatisch.

Die Patienten wurden entsprechend dem klinischen Verlauf in die Gruppen transitorisch ischämische Attacke (TIA - neurologische Defizite, die kürzer als 24 Stunden andauerten), reversibles ischämisches neurologisches Defizit (PRIND - völlige Reversibilität des Funktionsausfalls über einen längeren Zeitraum) und kompletter Schlaganfall (bleibender Defekt) eingeteilt. 50 der Patienten mit Karotissymptomen hatten eine TIA, 31 hatten ein RIND und 56 einen kompletten Schlaganfall im Karotisstromgebiet. Von den 20 Patienten mit Zirkulationsstörungen im hinteren Kreislauf hatten 13 eine TIA und 7 einen kompletten Insult. 29 der untersuchten Patienten hatten einen Reinsult, 58 Patienten hatten eine vorhergegangene TIA, 15 einen einzigen, 30 zwei und 13 drei oder mehr TIA in der Anamnese.

60 der Patienten hatten einen manifesten Hypertonus, von welchen in 37 Fällen der Hypertonus länger als ein Jahr, in 23 Fällen erst bei stationärer Aufnahme oder kurz vorher bekannt geworden war. 50 Patienten hatten einen behandlungsbedürftigen Diabetes mellitus und 72 Patienten eine Hypertriglyceridämie mit Triglyceridewerten über 150 mg% und 40 Patienten hatten eine Hypercholesterinämie.

Bei den 171 Patienten wurden mittels retrograder Brachialisarteriographie oder perkutaner Karotisarteriographie insgesamt 284 Karotiden dargestellt. 6 symptomatische und 52 asymptomatische Karotiden wurden angiographisch nicht untersucht. Bei diesen Patienten war jeweils die dopplersonographische Untersuchung der entsprechenden Halsgefäße unauffällig.

Sämtliche Karotisarteriogramme wurden in anteriorposteriorer und seitlicher Projektion von zwei Untersuchern befundet und der Stenosegrad aufgrund der Durchmesserreduktion im Bereich der Stenose im Vergleich zum größten freien Lumen der entsprechenden Arterie festgelegt.

Bei allen Patienten wurde eine Doppler-Ultraschalluntersuchung der Halsgefäße mittels continuous wave-Technik durchgeführt. Bei 39 Patienten erfolgte zusätzlich eine B-Bild-Ultraschalluntersuchung, verwendet wurde jeweils ein 7,5 Hz-Schallkopf.

Strahlenbelastung

Bei 5 Patienten wurde die Strahlenbelastung für den ganzen Körper und einzelne Organe, entsprechend dem MIRD-Schema, wie es von Löhringer u. Bergmann (1968) angegeben wurde, ermittelt. Da beim 111-In keine Radioaktivität über Urin oder Stuhl abgegeben wird, hängt die Strahlenbelastung vor allem von der Verteilung des Isotops im Körper ab. Bei den 5 Patienten wurde die Strahlenbelastung der einzelnen Organe auf eine Gesamtdosis von 500 µCi 111-In hochgerechnet. Hierfür wurden Ganzkörperszintigramme und szintigraphische Aufnahmen von Leber und Milz erstellt. Die biologische Halbwertzeit betrug sowohl für die Leber als auch für die Milz 69 Stunden, was nur eine geringe Abweichung zur physikalischen Halbwertzeit ergab. Die Tabelle 1 zeigt die durchschnittlichen Strahlenbelastungswerte bei den 5 untersuchten Patienten.

Tab. 1: Durchschnittliche Strahlenbelastung der kritischen Organe nach Injektion von 500 μCi Indium-111-markierte Thrombozyten (Berechnung bei 5 Patienten)

Organ	Dosis (REM)
Ganzkörper	0,26
Milz	7,20
Leber	2,30
Hoden	0,05
Ovarien	0,11

Die Ganzkörperstrahlenbelastung beträgt 0,26 REM, das kritische Organ ist die Milz mit einer errechneten Milzbelastung von 7,2 REM. Die Leber wurde mit 2,3 REM, die Hoden mit 0,05 und die Ovarien mit 0,11 REM belastet.

ERGEBNISSE

Markierungseffekt

Der durchschnittliche Markierungseffekt bei den 171 untersuchten Patienten betrug x = 65,1 % mit einer Standardabweichung von sd = 23.03. Der Markierungseffekt bei den Patienten mit einem positiven Plättchenszintigramm (x = 61,9 %, sd = 20,1) unterschied sich nicht signifikant von dem durchschnittlichen Markierungseffekt (x = 68,3 %, sd = 26,0) bei den Patienten mit einem negativen szintigraphischen Ergebnis (s. Abb. 9).

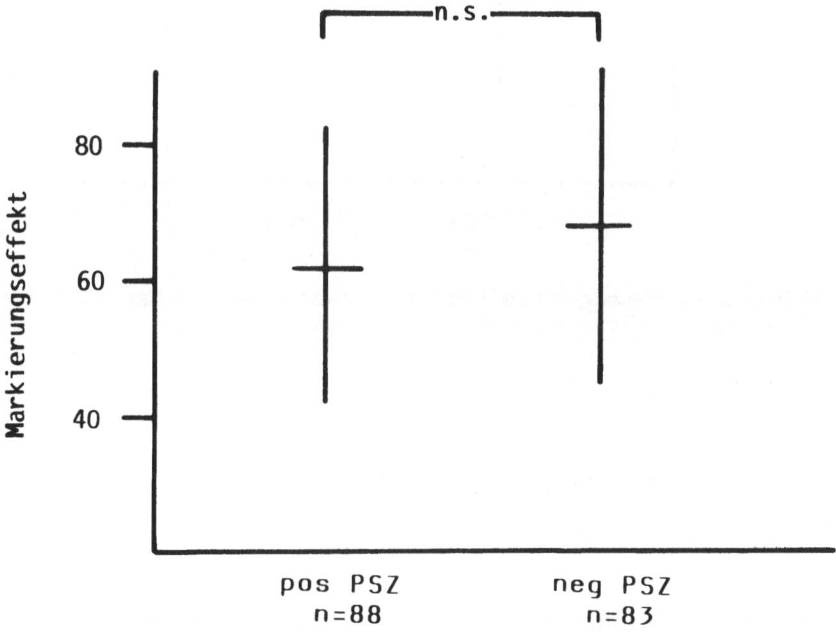

Abb. 9: Durchschnittlicher Markierungseffekt bei Patienten mit positivem und negativem Plättchenszintigramm, es ergibt sich kein statistisch signifikanter Unterschied zwischen beiden Gruppen (n.s.). PSZ = Plättchenszintigramm.

Recovery

Bei 112 Patienten wurde die 30-Minuten-Wiederfindungszeit (Recovery) bestimmt. Sie betrug im Durchschnitt x = 55,6 % (sd =

14,0). Wie Abbildung 10 zeigt, ergab sich kein statistisch signifikanter Unterschied zwischen den Recovery-Werten bei Patienten mit pathologischen und normalen PSZ.

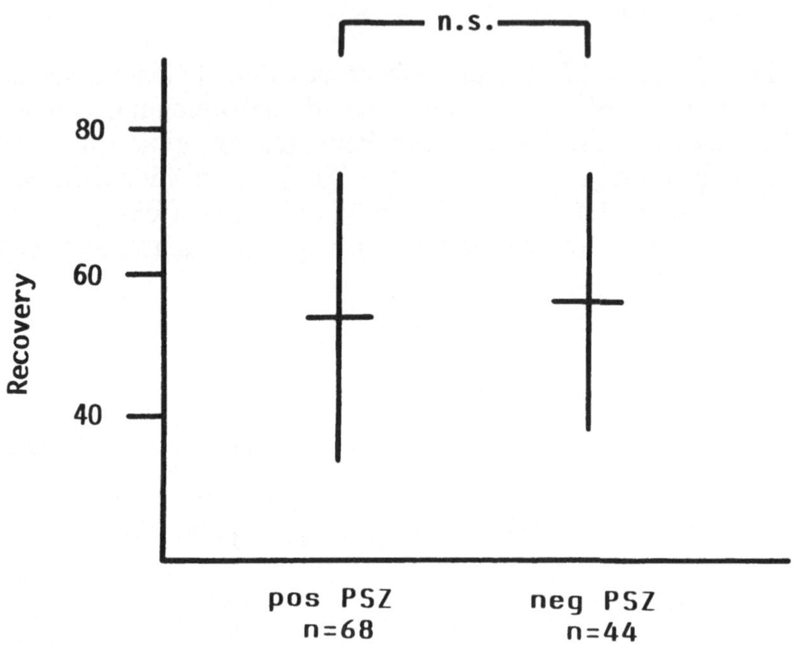

Abb. 10: Durchschnittliche Recovery-Werte bei Patienten mit positivem und negativem Plättchenszintigramm. Es ergibt sich kein statistisch signifikanter Unterschied (n.s.). PSZ = Plättchenszintigramm.

Ergebnisse der Karotisszintigraphie

Alter und Geschlecht

Es fanden sich bei 88 Patienten insgesamt 108 pathologische Plättchenanreicherungen im Bereich der Karotisbifurkation. Von den 148 Männern hatten 73 ein pathologisches Plättchenszintigramm (= 49,3 %) und von den 23 Frauen 15 (= 65,2 %). Der Unterschied ist statistisch nicht signifikant ($p > 0,1$).

Abbildung 11 zeigt die Abhängigkeit von Alter und der Häufigkeit pathologischer Karotisszintigramme. Es zeigte sich, daß bei den Patienten, die jünger als 56 Jahre alt waren, Plättchenszintigramme nur in 1/3 der Fälle positiv waren, in der Altersgruppe zwischen 56 und 65 Jahren stieg die Zahl der pathologischen Plättchenszintigramme bis zu 60 % an, bei den Patienten, die älter als 65

Jahre alt waren, sank sie wieder auf 45 % ab. Vergleicht man die Altersgruppe der Patienten, die jünger als 56 Jahre alt sind mit den Patienten, die älter als 56 Jahre sind, so ergibt sich ein statistisch signifikanter Unterschied in bezug auf die Häufigkeit positiver Karotisszintigramme ($p < 0{,}05$).

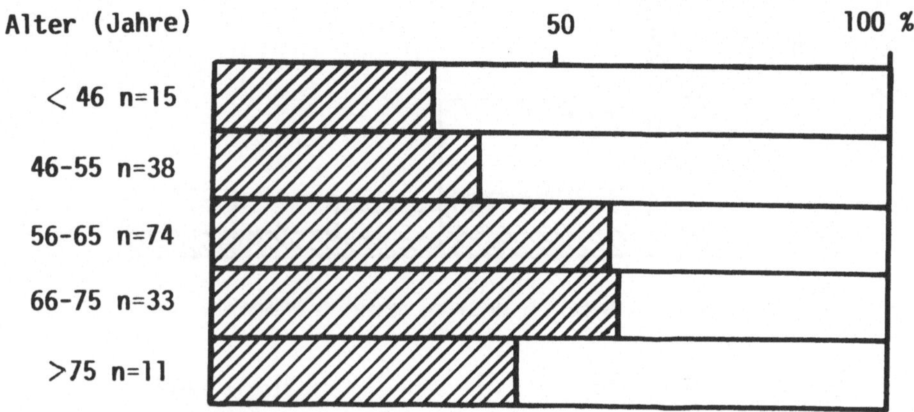

Abb. 11: Häufigkeit von pathologischen Plättchenszintigrammen im Verhältnis zum Alter der Patienten: Das PSZ ist bei jüngeren Patienten seltener positiv als bei älteren.

Untersuchungszeitpunkt

Abbildung 12 zeigt die Abhängigkeit des Ergebnisses des Plättchenszintigramms vom Zeitpunkt der Untersuchung. In der Patientengruppe, bei der das Thrombozytenszintigramm innerhalb der ersten Woche nach dem letzten ischämischen Ereignis vorgenommen wurde, fand sich in 61,2 % der Fälle ein pathologisches Plättchenszintigramm. Bei Untersuchung innerhalb der zweiten Woche betrug der Anteil von positiven Szintigrammen 48,1 %, innerhalb der dritten Woche 40 %, innerhalb der vierten Woche 44 %. Bei den Patienten, bei denen die Untersuchung in dem Zeitraum zwischen einem Monat und drei Monaten vorgenommen wurde, fand sich in 41,6 % ein pathologisches Plättchenszintigramm und bei den Patienten, bei denen das Insultereignis länger als zwei Monate zurücklag, in 38,4 %.

Obwohl die meisten positiven Plättchenszintigramme bei Patienten gefunden wurden, die innerhalb der ersten Woche nach stattgefundenem Schlaganfall untersucht werden konnten, ergab die statistische Analyse dieser Ergebnisse beim Vergleich von PSZ-Ergebnis und Untersuchungszeitraum keinen signifikanten Unterschied.

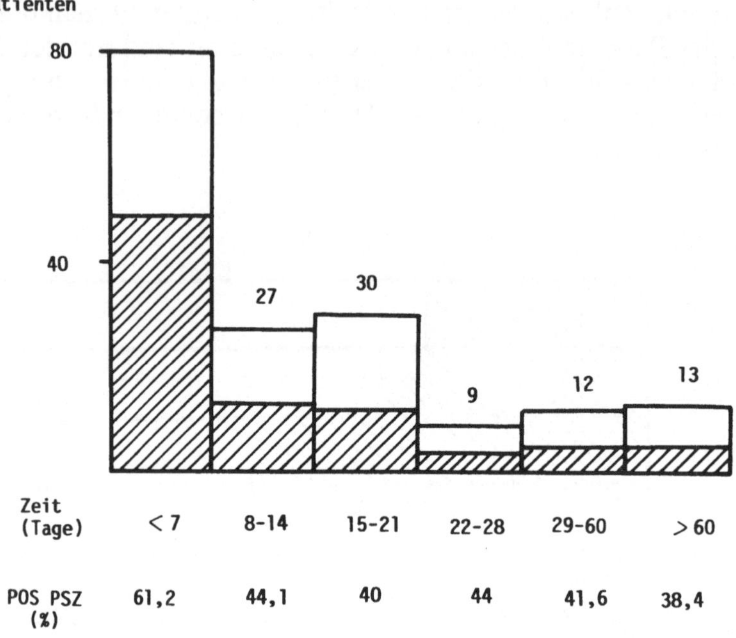

Abb. 12: Abhängigkeit der Plättchenszintigraphie vom Zeitpunkt der Untersuchung: Es ergeben sich häufiger positive PSZ-Befunde bei den Patienten, bei denen das Plättchszintigramm innerhalb der ersten 14 Tage durchgeführt wurde, der Unterschied ist jedoch statistisch nicht signifikant.

Klinische Symptomatik

Im Bereich der 137 symptomatischen Karotiden waren 78 (56,9%) Plättchenszintigramme positiv. Hingegen fanden sich nur 30 (14,6 %) positive PSZ-Befunde bei den 205 asymptomatischen Karotiden. Dieser Unterschied ist statistisch signifikant ($p < 0,001$).

Die Tabelle 2 zeigt die Häufigkeit der positiven Plättchenszintigramme in Abhängigkeit vom klinischen Verlauf bei den Patienten mit Karotissymptomen. Bei den 50 Patienten mit TIA war das Szintigramm 34mal positiv und 16mal negativ, bei den 31 RIND-Patienten 16mal und bei den 56 Patienten mit komplettem Schlaganfall 28mal positiv. Bei den TIA-Patienten fanden sich also signifikant mehr positive Szintigramme ($p < 0,01$) als bei den Patienten mit komplettem Schlaganfall. Keinen signifikanten Unterschied hingegen ergab der Vergleich zwischen TIA- und RIND-Patienten, ebensowenig ergab sich ein statistisch faßbarer Unterschied zwischen den RIND-Patienten und den Patienten mit komplettem Schlaganfall.

Tab. 2: Beziehung zwischen Plättchenszintigraphie und dem klinischen Verlauf auf der klinisch betroffenen Seite bei Patienten mit Karotissymptomen.

	Plättchenszintigramm		
	negativ	positiv	
TIA n = 50	16	34	
			n.s
RIND n = 31	14	16	p < 0,01
			n.s.
KS* n = 56	28	18	

* kompletter Schlaganfall

Kein Unterschied ergab sich hinsichtlich der Häufigkeit vorausgegangener TIA im gleichen Stromgebiet. 67 der 137 Patienten mit einer Karotissymptomatik hatten früher TIA, von diesen hatten 38 (56,7 %) ein pathologisches PSZ, im Vergleich hierzu hatten 41 der 70 Patienten ohne vorausgegangene TIA (= 58,5 %) einen pathologischen Befund.

Risikofaktoren

Die Tabelle 3 zeigt die Ergebnisse der Plättchenszintigraphie in Beziehung zu den Risikofaktoren der Patienten. Zusammenfassend gab es keinen Risikofaktor, der signifikant zu einer Häufung von pathologischen Szintigrammen führte. Das einzige bemerkenswerte Ergebnis zeigte, daß Patienten mit länger dauerndem Hypertonus (> 12 Monate) mit 56,7 % positiven Szintigrammen häufiger pathologische Befunde aufwiesen als Patienten mit anamnestisch kürzer dauerndem behandeltem Hypertonus (47,8 %). Dieses Ergebnis war jedoch statistisch nicht signifikant (p = 0,1). Das Vorhandensein von Diabetes mellitus, Hypertriglyceridämie und Hypercholesterinämie hatte keinen Einfluß auf die Häufigkeit positiver Szintigramme. Ebensowenig hatte die Thrombozytenzahl einen Einfluß auf die Ergebnisse der Untersuchung. Bei allen 171 Patienten zusammen lag die Thrombozytenzahl im Mittel bei x = 215.000/ml. Bei den Patienten mit negativem Plättchenszintigramm betrug sie x = 222.600/ml und bei den Patienten mit positivem Plättchenszintigramm x = 207.900/ml.

Tab. 3: Beziehung der Risikofaktoren zu dem Ergebnis der Karotis-PSZ: Es ergab sich kein signifikanter Unterschied in Abhängigkeit zu den Risikofaktoren.

Risikofaktor			Plättchenszintigramm	
			positiv	negativ
Hypertonus	+	n =60	32	28
				n.s.
	-	n =111	56	55
Hypertonus	> 12 Mon.	n =37	21	16
				n.s.
	< 12 Mon.	n =23	11	12
Diabetes mellitus	kein	n =121	65	56
	leicht 100-200mg %	n =43	19	24 n.s.
	stark > 200mg%	n =7	4	3
Triglyce-ride	< 150mg%	n =94	46	48
				n.s.
	< 150mg%	n =72	32	40
Choleste-rin	< 260mg%	n =110	59	41
				n.s.
> 260mg%		n =40	24	16

Angiographie

Von den 342 untersuchten Karotiden waren 284 angiographisch dargestellt worden. Bei 6 symptomatischen und 52 asymptomatischen Karotiden lagen keine angiographischen Befunde vor, die dopplersonographischen Befunde waren aber in diesen Fällen jeweils unauffällig.

Abbildung 13 zeigt die Ergebnisse der Plättchenszintigraphie in Korrelation zur Angiographie sowohl für die symptomatische als auch für die asymptomatische Seite.

Auf der symptomatischen Seite war das Angiogramm 38mal normal. In diesen Fällen war das Plättchenszintigramm 13mal pathologisch und wies eine erhöhte Plättchenaktivität im Bereich der betroffenen Karotisbifurkation nach. Von den 27 Patienten mit geringgradigen Gefäßwandunregelmäßigkeiten auf der symptomatischen Seite hatten über 80 %, nämlich 23, ein pathologisches Plättchenszintigramm. Ein ebenso großer Anteil pathologischer Szintigraphiebefunde auf der symptomatischen Seite ergab sich bei den Patienten mit niedergradigen Stenosen (< 50), nämlich 19 von 23 Plättchenanreicherungen (82,6 %). Bei den höhergradigen Stenosen (> 50 %) sank der Prozentsatz der pathologischen Plättchenakkumulationen auf 60 % (14 von 23). Von den 12 filiformen Karotisstenosen zeigten nur 3 ein pathologisches Plättchenszintigramm und bei den 6 Patienten mit einem Karotisverschluß waren lediglich 2 im Plättchenszintigramm positiv. In beiden Fällen ist das PSZ sehr kurzfristig nach dem klinischen Ereignis durchgeführt worden, wahrscheinlich kam es hier noch durch appositionelles Thrombuswachstum zur Aufnahme der markierten Plättchen.

Bei 6 Patienten wurde das symptomatische Karotisstromgebiet wegen Kontraindikation oder fehlender Einwilligung des Patienten angiographisch nicht dargestellt, es fand sich in einem dieser Fälle ein pathologisches Plättchenszintigramm, der Patient hatte einen normalen dopplersonographischen Befund ohne Hinweise für eine Stenose.

Die Befunde der asymptomatischen Karotiden unterschieden sich grundlegend, es fand sich hier in lediglich 14,6 % (30 von 205) ein pathologisches Plättchenszintigramm. Hierbei zeigte sich keine deutliche Abhängigkeit vom Stenosegrad, alle 3 Fälle mit asymptomatischem Karotisverschluß blieben im PSZ negativ.

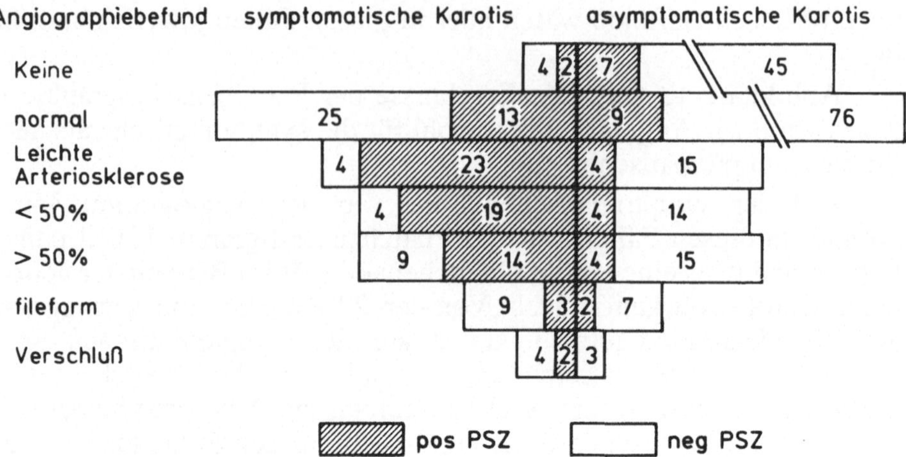

Abb. 13: Vergleich der Angiographie mit den Ergebnissen der Plättchenszintigraphie. Die pathologischen Plättchenszintigramme waren vorwiegend auf der symptomatischen Seite nachweisbar. Es zeigte sich zudem eine Häufung von pathologischen Befunden im Bereich von nieder- bis mittelgradigen Karotisstenosen.

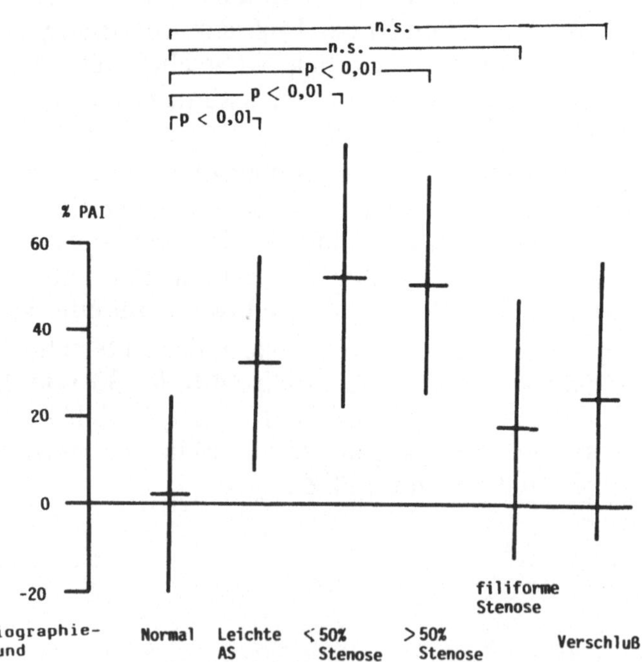

Abb. 14: % PAI-Werte im Vergleich zum Angiographiebefund: Der Plättchenakkumulationsindex ist im Vergleich zum angiographischen Normalbefund bei Karotisstenosen signifikant erhöht, bei sehr hochgradigen Stenosen und bei Karotisverschlüssen ergibt sich kein signifikanter Unterschied.

Abbildung 14 zeigt die Ergebnisse der Doppelisotopenmethode im Vergleich mit dem Angiographiebefund. Es lagen von 157 angiographisch dargestellten Karotiden die PAI-Werte vor. Der durchschnittliche prozentuale Plättchenakkumulationsindex der Karotiden mit normalem Angiographiebefund betrug x = 1,62 %. Er stieg in den Gefäßen mit angiographisch nachgewiesenen arteriosklerotischen Gefäßwandunregelmäßigkeiten signifikant auf x = 31,97 % an (p < 0,01). In den Gefäßen mit niedergradiger (< 50 %) Stenose betrug der durchschnittliche PAI x = 52 %; er war auch bei den höhergradigen Stenosen (> 50 %) signifikant erhöht. In den Fällen mit hochgradigen bis filiformen Karotisstenosen war der Plättchenakkumulationsindex durchschnittlich niedriger (x = 18,21) und in den Fällen mit Karotisverschluß betrug er immerhin noch x = 24,20. Die beiden letzteren Werte ergaben keine signifikanten Unterschiede im Vergleich zum % PAI bei angiographischen Normalbefunden.

In 40 Angiographiebefunden ergaben sich deutliche Hinweise auf eine Exulceration der Gefäßwand. In diesen 40 ulcerierten Gefäßen zeigte sich 22mal eine pathologische Plättchenanreicherung (55 %), 18mal war das PSZ negativ. Im Gegensatz dazu war das PSZ nur in 75 von 256 nicht ulcerierten Gefäßen positiv (29 %).

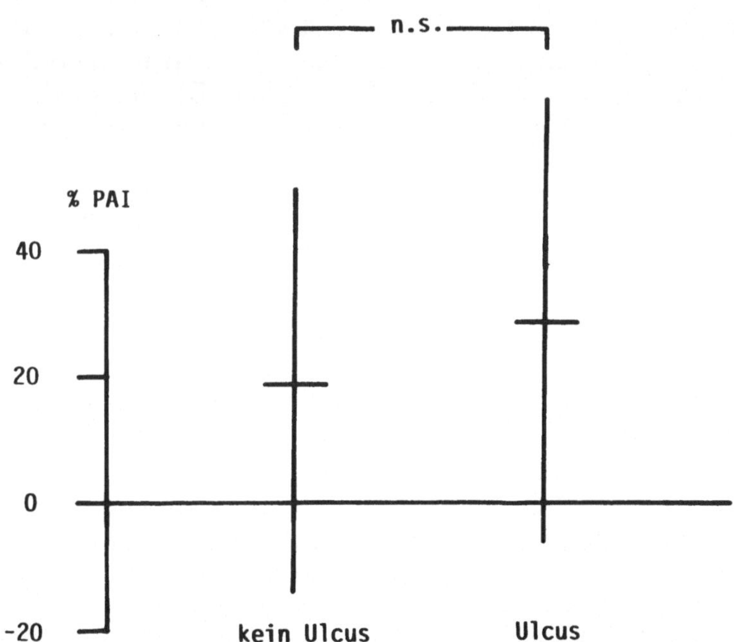

Abb. 15: Durchschnittlicher % PAI in Gefäßen mit und ohne Ulceration: In den ulcerierten Gefäßen ist ein Anstieg des durchschnittlichen % PAI nachweisbar, es ergibt sich jedoch kein statistisch signifikanter Unterschied.

54

Die Abbildung 15 zeigt den durchschnittlichen % PAI in den Fällen mit angiographisch nachgewiesener Exulceration, er beträgt x = 29,0 % und ist höher als in den Fällen ohne Exulcerationen (x = 19,4). Es ergibt sich jedoch kein statistisch signifikanter Unterschied.

B-Bild-Ultraschall

Bei 39 Patienten wurde eine B-Bild-Ultraschalluntersuchung der Halsgefäße durchgeführt und deren Ergebnis mit den angiographischen Befunden und Plättchenszintigrammen verglichen. Es waren 34 Karotiden symptomatisch und 44 asymptomatisch. Tabelle 4 zeigt die Ergebnisse dieser vergleichenden Untersuchung bei den 34 symptomatischen Karotiden.

Es fand sich fünfmal angiographisch ein Normalbefund, das PSZ war in diesen Fällen viermal positiv und einmal negativ. Im B-Bild ließen sich in 3 dieser positiven Fälle auch Plaques nachweisen. Arteriosklerotische Gefäßwandveränderungen ohne signifikante Stenose auf der symptomatischen Seite waren angiographisch in 9 Fällen nachweisbar. Hierbei war das PSZ sechsmal positiv und dreimal negativ. In allen diesen 6 Fällen konnten im B-Bild die arteriosklerotischen Gefäßwandveränderungen auch verifiziert werden. Zweimal war in dieser Gruppe das Bild als unauffällig befundet worden und einmal gelang aus anatomischen Gründen (hohe Bifurkation) die Darstellung der Bifurkation mit dem B-Bild nicht. Bei den niedergradigen Stenosen (< 50 %) war das Plättchenszintigramm sechsmal positiv und dreimal negativ, das B-Bild konnte hingegen in allen - bis auf einen - Fällen Plaques und Exulcerationen der Gefäßwand darstellen. Bei den hochgradigen (> 50 %) Stenosen war das Plättchenszintigramm sechsmal positiv und fünfmal negativ, wohingegen das B-Bild ebenfalls in allen - außer einem - Fällen die entsprechenden Gefäßwandveränderungen nachweisen konnte. Insgesamt war das B-Bild beim Nachweis hochgradiger Stenosen sehr sicher und konnte in allen Fällen mit normalem Angiogramm bei nur geringgradig ausgeprägter Arteriosklerose den positiven Befund des PSZ durch den Nachweis entsprechender Plaques belegen.

Die Tabelle 5 zeigt die Ergebnisse von Angiographie, PSZ und B-Bild-Ultraschalluntersuchung der asymptomatischen Karotiden.

Tab. 4: Ergebnis von Angiographie, Plättchenszintigraphie und B-Bild-Ultraschalluntersuchung bei 34 symptomatischen Karotiden

Angiographie (Stenosegrad)	Plättchenszintigraphie		B-Bild		
	positiv	negativ	positiv	negativ	KD*
nicht angiographiert	-	-	-	-	-
normal	4	1	3	2	0
leichte Arteriosklerose	6	3	6	2	1
< 50 %	6	3	8	1	0
> 50 %	6	5	9	1	1

* keine Darstellung

Tab. 5: Ergebnisse von Angiographie, PSZ und B-Bild-Ultraschalluntersuchung bei 44 asymptomatischen Karotiden

Angiographie (Stenosegrad)	Plättchenszintigraphie		B-Bild		
	positiv	negativ	positiv	negativ	KD
nicht angiographiert	0	11	1	9	1
normal	0	13	3	9	1
leichte Arteriosklerose	1	5	4	1	1
< 50 %	1	4	2	1	2
> 50 %	2	7	7	1	1

Bei den 44 asymptomatischen Karotiden war das PSZ nur viermal positiv. Sofern angiographisch faßbare Veränderungen im Angiogramm nachweisbar waren, konnten diese in gleicher Weise in der B-Bild-Ultraschalluntersuchung auch verifiziert werden. Anzumerken ist, daß insgesamt achtmal (10,2 %) die Darstellung der Karotisbifurkation mit Hilfe des B-Bildes aus untersuchungstechnischen Gründen nicht gelang.

Insgesamt zeigte sich, daß sowohl die Angiographie als auch die B-Bild-Ultraschalluntersuchung morphologisch arteriosklerotische Veränderungen und Einengungen der Karotiden auf der symptomatischen und auf der asymptomatischen Seite nachweisen können, das Plättchenszintigramm jedoch mit einer besonderen Prävalenz auf der symptomatischen Seite positive Ergebnisse aufweist.

Bei einer quantitativen Analyse des Plättchenakkumulationsindexes im Vergleich mit dem B-Bild betrug der durchschnittliche % PAI in 27 Fällen mit normalem B- Bild x = 1,77, in der Gesamtzahl von Karotiden mit pathologischem Befund ist der durchschnittliche % PAI jedoch deutlich höher, er betrug x = 10,95. Dieser Unterschied ist jedoch statistisch nicht signifikant.

Untersucht man nun die B-Bild-Befunde im Hinblick auf ihre hauptsächlichen Echocharakteristika (Jones et al. 1982), ergibt sich ein differenzierteres Bild. Als vorwiegende Plaquecharakteristika wurden die echoreichen (fibrotischen Plaques), die heterogenen Plaques mit einem inhomogenen Binnenecho sowie die stark exulcerierten Plaques und die überwiegend verkalkten Plaques befundet.

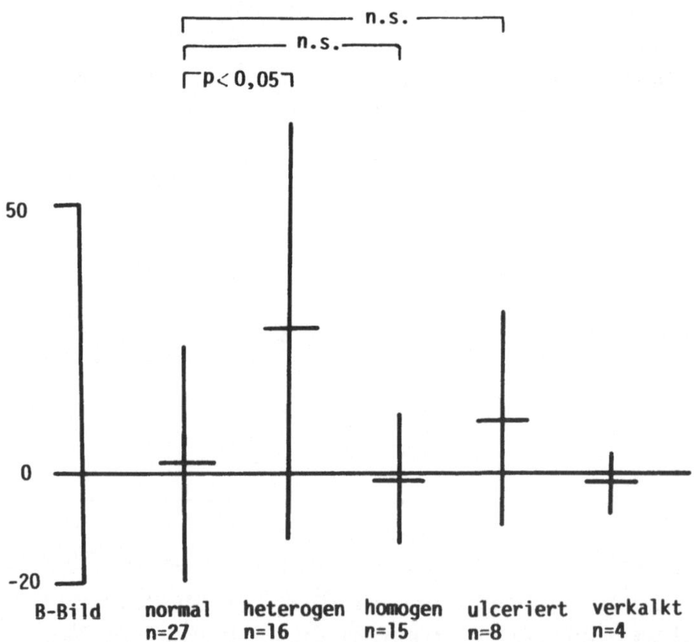

Abb. 16: Vergleich zwischen den PAI-Werten in Abhängigkeit zur Plaquemorphologie: Bei den heterogenen Plaques ist der prozentuale PAI signifikant erhöht.

Abbildung 16 zeigt die Ergebnisse dieser Auswertung: Der durchschnittliche % PAI in den Gefäßabschnitten mit im Ultraschall nachgewiesenen heterogenen Plaques betrug x = 27,81 und der Unterschied zu den % PAI- Werten von im B-Bild normalen Gefäßen war statistisch signifikant (p < 0,01). Ebenfalls mit x = 8,62 erhöht gegenüber der Normalgruppe war der durchschnittliche % PAI bei den Patienten mit exulcerierten Plaques. Dieser Unterschied war jedoch statistisch nicht signifikant. Keinen wesentlichen Unterschied zu den im Ultraschall normal erscheinenden Gefäßen zeigten hingegen Gefäßabschnitte mit vorwiegend fibrotischen und vorwiegend verkalkten Plaques. Da letztere jedoch nur 4mal diagnostiziert wurden, war eine statistische Aussage nicht möglich. Diese Ergebnisse sind ein Hinweis darauf, daß die Stärke der Plättchenadhäsion von den Charakteristika der arteriosklerotischen Läsion abhängt und daß es "aktive", stark die Plättchenadhäsion induzierende arteriosklerotische Läsionen gibt und im Gegensatz dazu "inerte" Plaques, die keine wesentliche Plättchenadhäsion verursachen.

Morphologische Befunde

Um einen Vergleich zwischen den Ergebnissen der plättchenszintigraphischen Untersuchung und den morphologischen Befunden zu erhalten, wurde bei 12 Patienten 1 bis 9 Tage vor einer Karotisthrombendarterektomie ein Thrombozytenszintigramm durchgeführt. Es wurde jeweils die symptomatische A. carotis interna operiert. Die Stenosegrade betrugen zwischen 40 und 90 %. Die Operationspräparate wurden in Formalin fixiert und mikroskopisch untersucht. Es wurden histologisch folgende Charakteristika vermerkt: 1. Wandständige Thromben, 2. Ulcerationen der Plaqueoberfläche, 3. vorwiegend fibrotische Plaques, 4. inhomogene Plaques mit subendothelialen Rundzell- und Schaumzellinfiltrationen sowie extrazellulären Cholesterinablagerungen, 5. Plaques mit Einblutungen und 6 Plaqueverkalkungen.

Diese lichtmikroskopischen Kriterien wurden entsprechend ihrer Ausprägung mit (+++) stark, (++) mittelgradig und (+) schwach ausgeprägt quantifiziert. Tabelle 6 zeigt die Ergebnisse der 12 untersuchten Operationspräparate im Vergleich zu dem plättchenszintigraphischen Befund.

Tab. 6: Vergleich zwischen dem Plättchenszintigramm und der Histologie von 12 Karotisoperationspräparaten

	PSZ	Thrombus	Ulcus	Fibrose	Ein-blutung	Lipid-, Schaum-zellen	Verkalkung
1	+	+++	-	++	++	+++	+
2	+	+++	-	-	-	++	+
3	+	-	-	-	++	+++	-
4	+	-	+++	-	+	-	+
5	+	-	+++	-	++	++	+
6	+	-	+++	++	-	++	-
7	+	-	-	+++	++	-	++
8	-	-	-	+++	-	-	++
9	-	-	-	+++	-	++	++
10	-	-	-	+++	+	-	-
11	-	-	+++	-	-	-	++
12	-	-	-	++	-	+++	-

In zwei Präparaten fand sich histologisch ein wandständiger Thrombus, in beiden Fällen war das Plättchenszintigramm positiv. Zusätzlich fanden sich bei diesen beiden Präparaten in Beziehung zu den in das Lumen hineinragenden Thromben ausgedehnte arteriosklerotische Plaques, wobei sich bei Patient 1 hinsichtlich der Plaquemorphologie ein sehr heterogenes Bild mit Fibrosierung, Verkalkung und Lipid- sowie Schaumzellen ergab. Bei Patient 2 bestanden vorwiegend Veränderungen, die durch Schaumzellen und Lipidzellen gekennzeichnet waren. Von den 4 Operationspräparaten mit deutlichen Exulcerationen der Plaqueoberfläche waren drei im PSZ positiv, eins negativ. Hingegen waren die vorwiegend fibrotischen und z.T. stark verkalkten Plaques in allen - außer einem Fall - negativ. Auffallend häufig fanden sich im Gegensatz hierzu positive PSZ-Befunde bei Patienten mit gemischten (aktiven) Plaques, in denen sowohl Lipidzellen als auch Schaumzellen nachweisbar waren und die weitgehend im B-Bild klassifizierten heterogenen Plaques entsprachen. Nur bei zwei der PSZ-positiven Befunde zeigten sich diese histologischen Aktivitätszeichen nicht. Ein ebenso hoher Anteil von Patienten mit positivem Plättchenszintigramm zeigte morphologisch die Hinweise auf eine Plaqueblutung (5 von 6).

Insgesamt ergibt sich bei dieser relativ kleinen Anzahl von Operationspräparaten das Resultat, daß beim Vorliegen von Thromben, Exulcerationen der Plaqueoberfläche und heterogenen Plaques das PSZ besonders häufig positiv ist. Bei fibrotischen und verkalkten Plaques ist es in den meisten Fällen negativ. Die Bedeutung des häufigen Befundes einer Plaqueeinblutung in der Gruppe der PSZ-positiven Operationspräparate bleibt unklar und bedarf noch weiterer Untersuchungen.

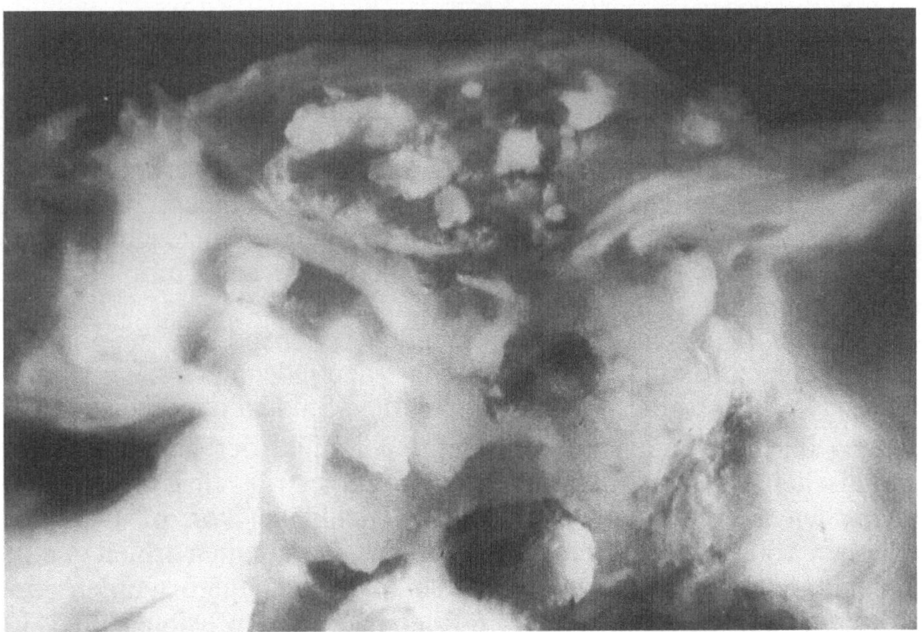

Abb. 17: Makroskopisches Bild einer unruhigen heterogenen Plaque mit Einblutungen und Exulcerationen der Gefäßoberfläche.

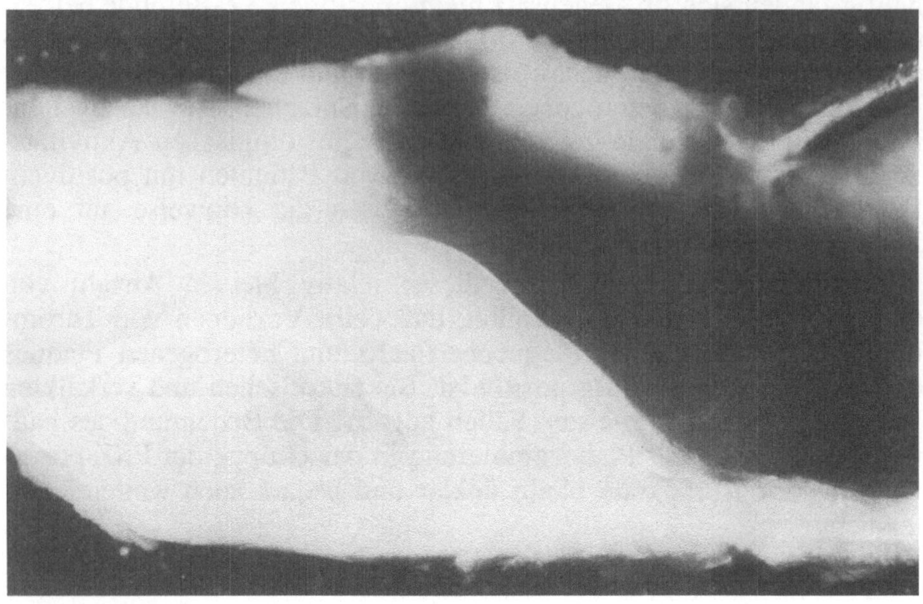

Abb. 18: Fibrotische (ruhende) Plaque ohne Aktivitätszeichen

Einfluß der Medikation

Zur Behandlung und Prävention von Schlaganfällen werden vorwiegend plättchenaggregationshemmende Substanzen eingesetzt. Obwohl es nicht ausschließlich das Ziel der vorliegenden Untersuchung war, den Einfluß von Plättchenaggregationshemmern auf Thrombozytenablagerungen in den Karotiden zu untersuchen, lag es nahe, die Gruppe der Patienten mit unterschiedlicher Behandlung miteinander zu vergleichen. Endgültige Aussagen werden jedoch erst nach Durchführung von kontrollierten und prospektiven Studien möglich sein.

24 der 171 Patienten waren zum Zeitpunkt der plättchenszintigraphischen Untersuchung unbehandelt, zumeist lagen Kontraindikationen wie Magenulcera oder Unverträglichkeiten vor. 62 Patienten erhielten 1000 bzw. 1500 mg ASS täglich, 35 Patienten erhielten eine Kombination von ASS und Dipyridamol, 22 Patienten wurden zum Zeitpunkt der Untersuchung mit Rheomacrodex-Infusionen und 13 Patienten mit HAES-Infusionen behandelt. 6 Patienten bekamen Pentoxyfyllin und 9 Patienten waren marcumarisiert.

Die Tabelle 7 zeigt, daß sich in der visuellen Auswertung die Häufigkeit positiver Szintigramme bei den unterschiedlich behandelten Patienten im Vergleich zu unbehandelten Gruppen nicht unterscheidet. Unabhängig von der Art der Therapie sind in allen Gruppen etwa 50 % positive Szintigramme angetroffen worden. Eine Ausnahme macht die Gruppe der marcumarisierten Patienten mit nur 22,2 % positiven Szintigrammen. Hier befand sich jedoch ein überproportional großer Anteil von Patienten mit dem klinischen Verdacht auf eine kardiale Hirnembolie, bei diesen Patienten war also von vorneherein eine geringere Inzidenz von Karotisthromben zu erwarten.

Tab. 7: Einfluß unterschiedlicher Medikation auf die Ergebnisse der Plättchenszintigraphie:Außer bei Marcumar finden sich - unabhängig von der Therapie - positive Szintigramme zwischen 50 und 60 %.

Therapie	n	Plättchenszintigramm positiv	%	negativ
keine	24	13	(56,6)	11
ASS	62	34	(54,8)	28
ASS + Dip	35	20	(55,5)	15
Rheo	22	11	(50,0)	11
HAES	13	7	(53,8)	6
Pentoxy.	6	3	(50,0)	3
Marcumar	9	2	(22,2)	7

Analysiert man bei den 92 Patienten mit Doppelisotopen-Szintigraphie die % PAI-Werte in bezug auf die Therapie, so ergibt sich folgendes Ergebnis: Bei den 14 unbehandelten Patienten, bei denen eine Doppelisotopen-Szintigraphie durchgeführt wurde, betrug der durchschnittliche % PAI $X = 45,94$ (Abb. 19). Dem gegenüber stand bei den ASS-behandelten Patienten ein durchschnittlicher % PAI von $x = 12,55$ - dieser Unterschied ist statistisch signifikant ($p < 0,01$). Weder Rheomacrodex noch Hydroxyäthylstärke sind in der Lage, den durchschnittlichen % PAI signifikant zu senken. Beim Pentoxyfyllin ergibt sich zwar eine Reduktion des durchschnittlichen PAI auf $x = 12,95$ %, doch ist die Patientenzahl zu klein, um die Berechnung einer statistischen Signifikanz zuzulassen. Bei den marcumarisierten Patienten zeigt sich - ähnlich wie bei den ASS-behandelten Patienten - ein statistisch signifikanter Unterschied gegenüber den nicht behandelten Patienten.

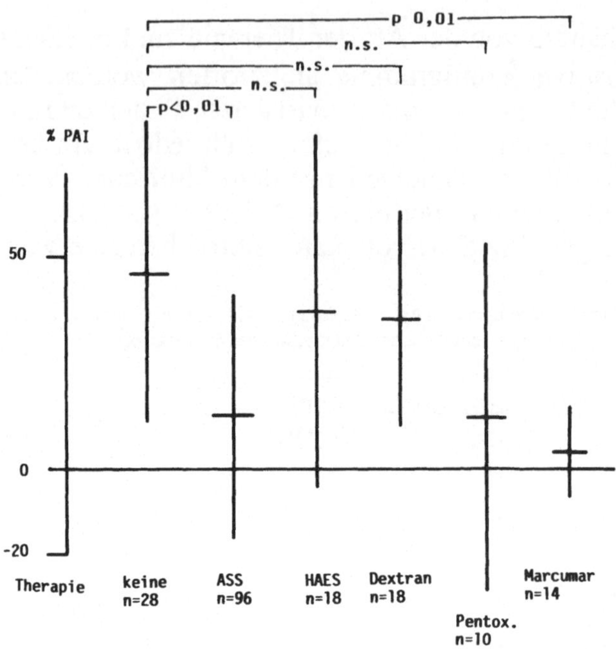

Abb. 19: % PAI-Auswertung in bezug auf die unterschiedliche Medikation der Patienten. Es zeigt sich eine signifikante Reduktion des % PAI unter Aspirin- und Marcumar-Therapie.

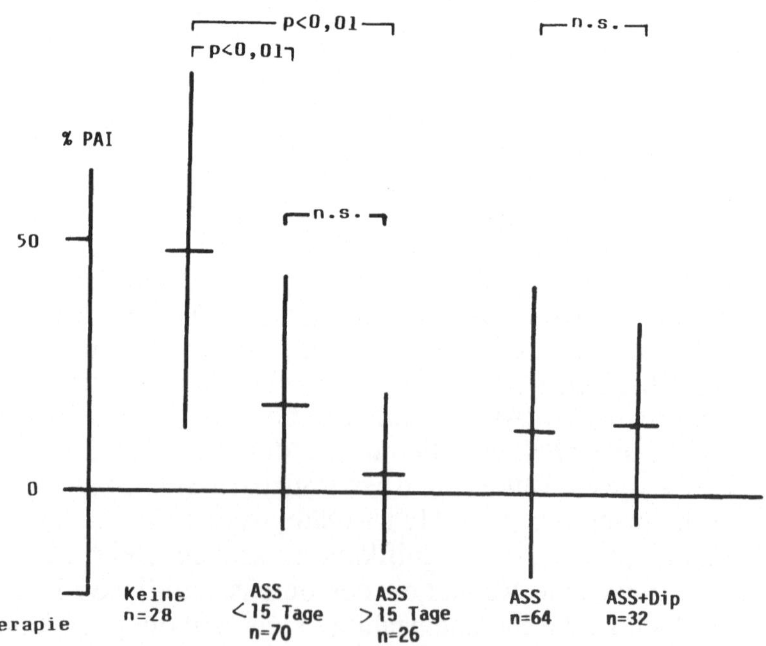

Abb. 20: PAI-Auswertung der ASS-behandelten Patienten: Es ergibt sich kein Unterschied zwischen den ASS-behandelten und den mit einer Kombination von ASS und Dipyridamol behandelten Patienten. Die Patienten, die das ASS über einen längeren Zeitraum eingenommen haben, zeigen einen niedrigeren % PAI, der Unterschied ist statistisch nicht erheblich.

Eine weitere Analyse der ASS-behandelten Patienten zeigt die Abbildung 20. Es ergab sich kein Unterschied im % PAI zwischen den ASS- und den mit einer Kombination von ASS und Dipyridamol behandelten Patienten. Teilt man hingegen die Gruppe der mit Aspirin behandelten Patienten entsprechend der Therapiedauer auf, ergibt sich der Befund, daß der durchschnittliche % PAI bei den kurzzeitbehandelten Patienten (< 14 Tage) deutlich höher liegt als bei den länger behandelten (> 15 Tage). Allerdings ist der Unterschied im t-Test statistisch nicht signifikant (p = 0,1).

Karotisthrombose nach Halswirbelsäulen-Schleudertrauma

Posttraumatische Thrombosen der A. carotis interna mit konsekutivem Schlaganfall sind nicht selten. Dorndorf und Gänshirt schätzten, daß sie mit einer Häufigkeit von ca. 3 % Ursache von Karotisthrombosen sind (1972). Pathogenetisch sind zwei unterschiedliche Mechanismen möglich: 1. Eine direkte Gewalteinwirkung, z.B. durch einen Schlag auf die Halsseite mit folgendem thrombotischem Verschluß der betroffenen A. carotis interna und 2. ein indirekter Mechanismus, bei dem der Patient ein Halswirbelsäulen-Schleudertrauma erleidet. Hierbei werden die Karotiden gegen die Querfortsätze der Halswirbelkörper gedrängt, welches zu Einrissen der Intima sowie Gefäßwanddissekaten führt. Auf diese traumatischen Veränderungen lagern sich sekundär Thromben auf. Wir hatten Gelegenheit, bei 2 Patienten nach HWS-Schleudertrauma und posttraumatischer Karotisläsion eine Plättchenszintigraphie durchzuführen.

Fallbeschreibung 3:

Der 55-jährige Patient erlitt als Mopedfahrer einen Unfall mit Schädelhirntrauma und Hyperextension der Halswirbelsäule. Nach 2-bis 3-minütiger Bewußtlosigkeit klarte er auf und wurde in einem auswärtigen Krankenhaus untersucht, ohne daß zunächst ein pathologischer Befund erhoben werden konnte. 2 Tage später wurde er mit zunehmender Somnolenz und einer sich progredient entwickelnden rechtsseitigen Hemiparese erneut im Krankenhaus aufgenommen. Es bestand bei Aufnahme eine schwerwiegende brachiofazial-betonte sensomotorische Hemiparese rechts mit rechtsseitig gesteigerten Muskeleigenreflexen. Das kranielle Computertomogramm zeigte einen ausgedehnten linkshirnigen Infarkt im Mediaversorgungsgebiet.

In der linksseitigen Karotisangiographie stellten sich mehrere längerstreckige unregelmäßig begrenzte Stenosierungen der linken A. carotis interna dar (Abb. 21 a). Das Thrombozytenszintigramm wurde 90
Tage nach dem Unfallereignis angefertigt. Es fand sich immer noch in
ap-Projektion eine deutliche Aktivitätsanreicherung im Bereich des
betroffenen Gefäßes (Abb. 21 b).

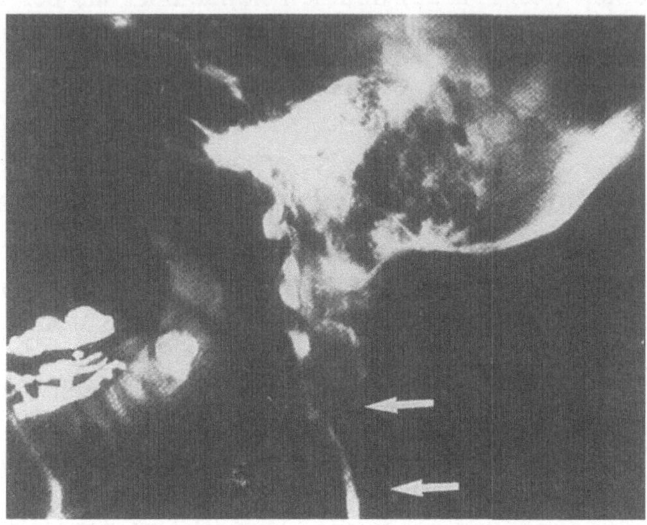

Abb. 21 a: Linksseitiges Karotisangiogramm bei einem Patienten mit traumatischer Karotisläsion: Es sind mehrere
unregelmäßig begrenzte Stenosierungen der A. carotis interna infolge von Gefäßwanddissaktionen nachweisbar
(Pfeile).

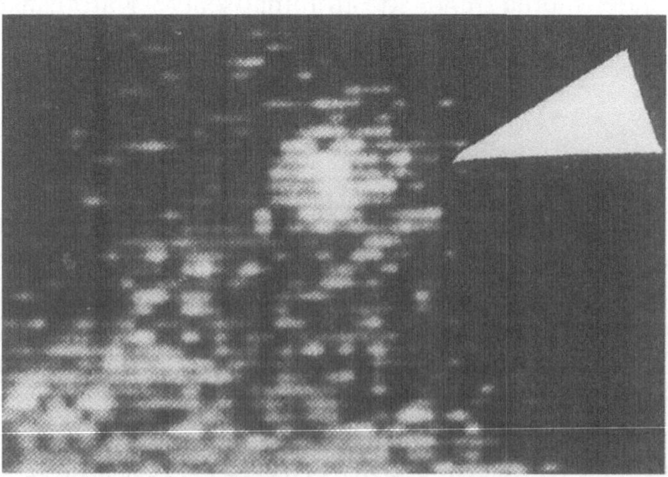

Abb. 21 b: Plättchenszintigramm 90 Tage nach dem Insult: Umschriebene Aktivitätsanreicherung im Bereich der linken A. carotis interna (Pfeil).

Fallbeschreibung 4:

Der 64-jährige Patient erlitt als Beifahrer eines PKWs einen Auffahrunfall mit heftigem Rückwärtsschleudern des Kopfes gegen die
Nackenstütze. Nach dem Unfall spürte er lediglich Schmerzen im Genick, eine Bewußtlosigkeit bestand nicht. 12 Tage nach dem Ereignis
trat plötzlich eine Amaurosis fugax des rechten Auges auf, kurz danach entwickelte sich eine ausgeprägte linksseitige Hemiparese, die
bei der stationären Aufnahme weiter nachweisbar war. Im kranialen
Computertomogramm fand sich ein ausgedehnter rechtshirniger
Mediainfarkt. Bei der rechtsseitigen Brachialis-Gegenstromangiographie konnte eine segmentale Stenose der rechten A. carotis interna über eine Distanz von mehr als 6 cm nachgewiesen werden
(Abb. 22 a). Die Plättchenszintigraphie wurde 78 Tage nach dem
Schleudertrauma angefertigt. Die Abbildung 22 b zeigt die
rechtslaterale Aufnahme mit einer deutlichen pathologischen
Plättchenakkumulation im Bereich des rechten Karotisabganges.
Wegen der Schwere der bestehenden Symptome wurde auf einen
gefäßchirurgischen Eingriff verzichtet.

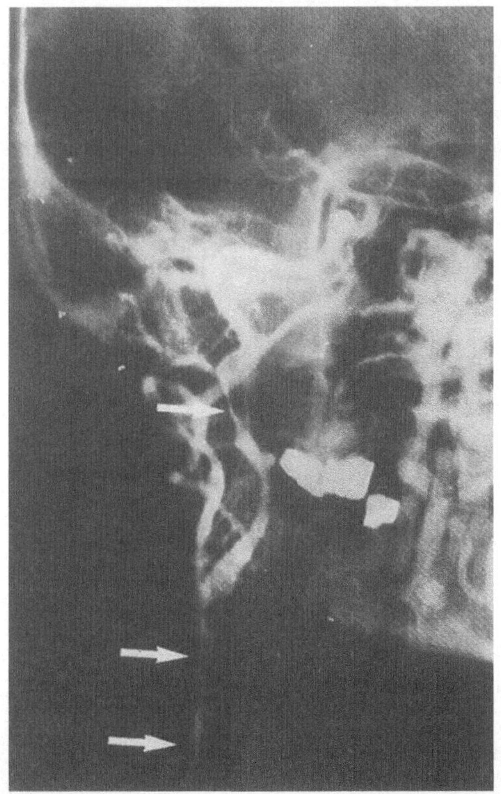

Abb. 22 a: Rechtsseitiges Karotisangiogramm nach HWS-Schleudertrauma:
Längerstreckige Stenosierung der Aa. carotis interna und cormmunis (Pfeile).

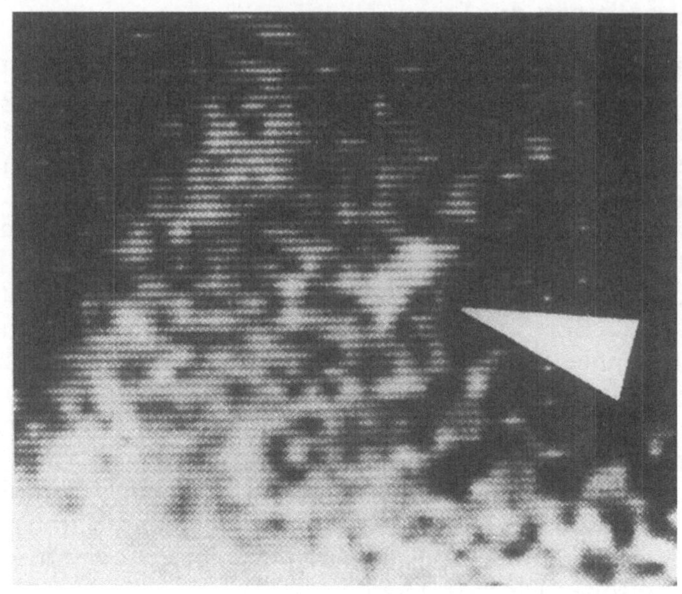

Abb. 22 b: Plättchenszintigramm, 78 Tage nach dem Insult angefertigt: In der rechtslateralen Projektion ist eine umschriebene Aktivitätsanreicherung in der linken A. carotis interna zu sehen (Pfeil).

Bei den Patienten waren noch 78 bzw. 90 Tage nach dem HWS-Schleudertrauma und Wochen nach dem Insultereignis pathologische Anreicherungen im Bereich des verletzten Gefäßes nachweisbar. Dies ist als Hinweis darauf zu werten, daß die thrombotischen Auflagerungen im Bereich der Intima-Verletzungen noch aktiv sind und weiterhin eine Gefährdung für den Patienten darstellen. Diese Befunde machen eine Embolie als Ursache der Schlaganfälle sehr wahrscheinlich, daür sprechen auch die ausgedehnten Media-Territorialinfarkte bei beiden Patienten.

Untersucherübereinstimmung

Bei der visuellen Auswertung der Szintigramme wird die Verteilung der Aktivität im Verlauf beider Halsgefäße beurteilt. Ein wichtiger Hinweis für das Vorliegen von pathologischen Plättchenanreicherungen ist die Seitendifferenz. Es ergeben sich jedoch häufig verdächtige Aktivitätsanreicherungen in beiden Gefäßsträngen, so daß hier trotz verdächtigen Befunden keine Seitendifferenz vorliegt. Abbildung 23 ist ein Beispiel für solch einen Befund.

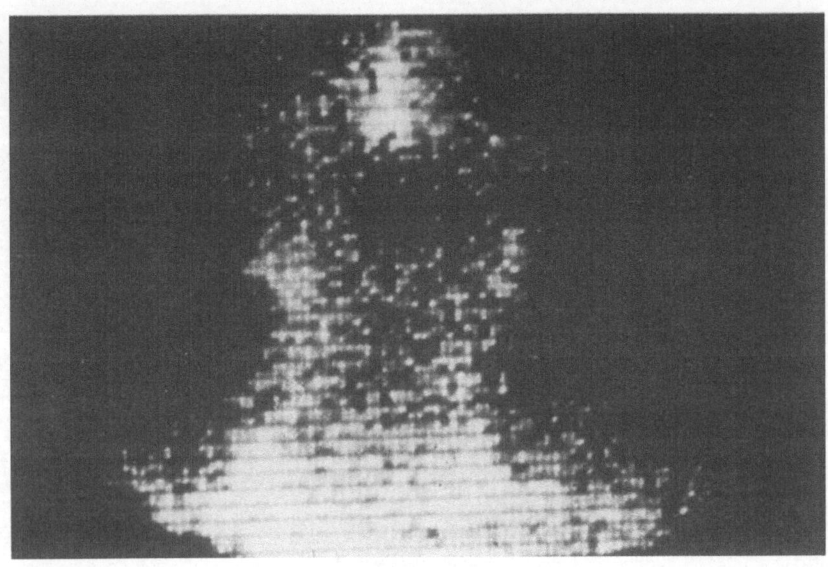

Abb. 23: Pathologische Plättchenanreicherung im Bereich beider Karotisbifurkationen bei einem Patienten mit beidseitigen ulcerierten Karotisstenosen und Multiinfarktsyndrom.

Die visuelle Auswertung der szintigraphischen Aufnahmen kann zudem Schwierigkeiten bereiten, wenn die Vermehrung der Radioaktivität in einem Halsgefäßstrang diffus und nicht ganz eindeutig als positiver Befund zu werten ist. Die Abbildung 24 a zeigt noch einmal ein Beispiel für ein normales Szintigramm mit regelmäßiger Darstellung der Karotiden. In der Abbildung 24 b zeigt sich im Bereich der linken A. carotis interna (Pfeil) eine diffuse, nicht ganz scharf abgegrenzte Aktivitätserhöhung. Dieser Befund wird vor allem beim Vergleich mit der rechten Karotis deutlich. Der Patient hatte eine 50- bis 60-prozentige unregelmäßig begrenzte Stenose im Bereich der linken A. carotis interna.

Im Gegensatz zu diesen schwach positiven Befunden steht die deutliche Asymmetrie der Indium-Aktivität in Abbildung 25 a. Hier ist im Bereich der rechten Karotisbifurkation und weiter nach kranial reichend eine deutliche Mehranreicherung zu erkennen. Daß es sich hier um eine pathologische Mehrbesetzung der radioaktiv markierten Thrombozyten im Bereich der rechten A. carotis interna handelt, beweist die szintigraphische Aufnahme mit 99m-Tc-markierten Erythrozyten. In diesem Blutpool-Bild werden beide Karotiden symmetrisch dargestellt (Abb. 25 b). Diese gleichzeitige Beurteilung der Thrombozyten- und der Erythrozytenbilder hilft bei der Vermeidung von falsch positiven Befunden.

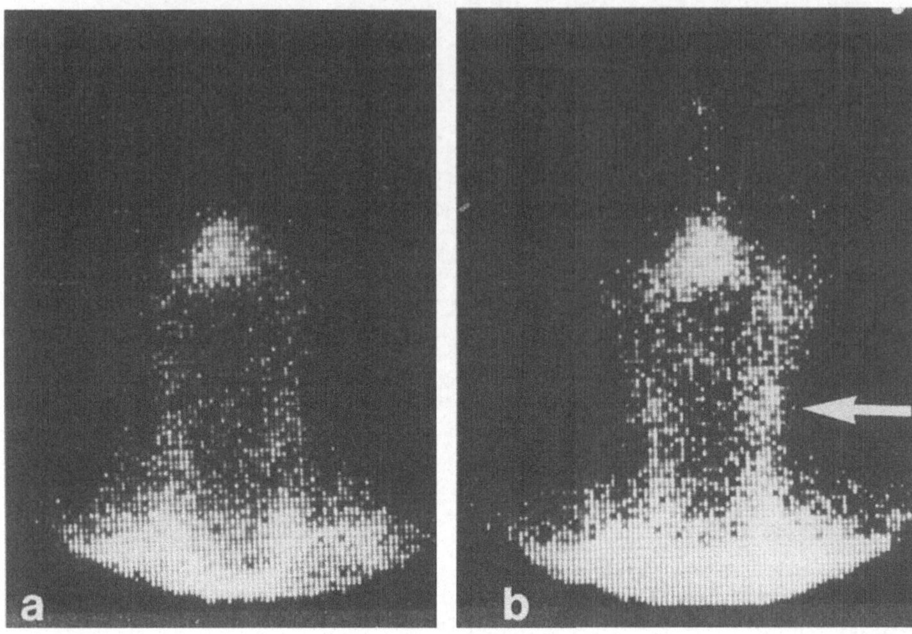

Abb. 24 a - b: Normales Thrombozytenszintigramm: Regelmäßige Darstellung beider Halsgefäßstränge ohne pathologische Aktivitätsanreicherungen (a). Schwach positiver Befund: Diffuse Erhöhung der Indium-Aktivität im Bereich der linken Karotis (Pfeil) bei einem Patienten mit 50-bis 60- prozentiger Stenose der linken A. carotis interna (b).

Es stellt sich somit die Frage, inwieweit die visuelle Auswertung der szintigraphischen Befunde reproduzierbar ist. Um dies zu untersuchen, wurden alle Karotisthrombozytenszintigramme der untersuchten 171 Patienten von 3 verschiedenen Untersuchern, die mit der szintigraphischen Untersuchungstechnik vertraut waren, ausgewertet. Die Untersucher waren über Anamnese und die Ergebnisse von Angiographie und Ultraschalluntersuchung der Patienten nicht informiert.

Jeder Untersucher mußte sich sowohl in bezug auf die rechte als auch die linke Karotis festlegen, ob es sich um einen positiven oder einen negativen Befund handelte. Schließlich lagen 342 Bewertungen pro Untersucher vor, die verglichen werden konnten. Insgesamt wichen die Untersucher bei 24 der 342 Carotiden in ihrem Urteil von einander ab (7,01 %). Diese Fälle wurden gemeinsam nachbefundet und schließlich ein endgültiger Befund der visuellen Auswertung erhoben. Anschließend wurden die visuellen Befunde mit den errechneten % PAI-Werten der 92 Patienten verglichen, bei denen eine Doppelisotopen-Szintigraphie vorgenommen worden war. Tabelle 8 zeigt die Ergebnisse dieses Vergleiches:

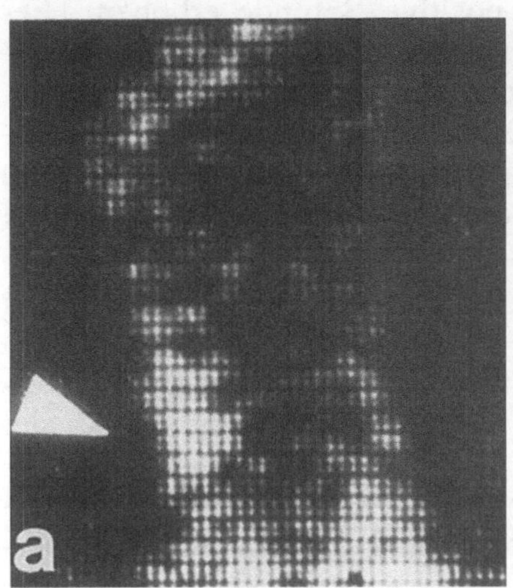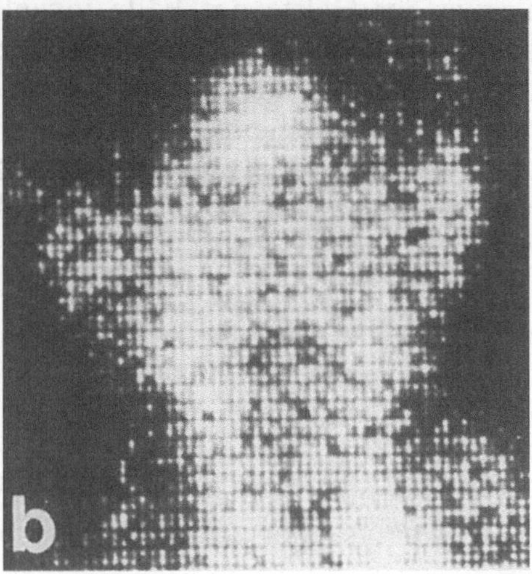

Abb. 25 a - b: 111-In-Thrombozyten (a) und 99m-Tc-Erythrozytenszintigramm (b) in identischer Position: Die im Plätt-chenszintigramm beobachtete Mehranreicherung in der rechten A. carotis interna (Pfeil) ist im Erythrozytenszinti-gramm nicht nachweisbar.

Tab. 8: Vergleich der % PAI-Analyse mit der visuellen Auswertung bei 184 Karotiden:

% PAI	n	visuell positive Befunde Untersucher		
		1	2	3
<5	89	3	1	2
5-10	23	2	3	3
11-25	20	8	7	10
26-50	15	13	15	14
>50	39	38	39	39

Ab einem % PAI, der größer als 25 war, fand sich eine große Übereinstimmung der PAI-Analyse mit der visuellen Auswertung. Bei 89 Gefäßen fand sich ein prozentualer PAI, der kleiner als 5 % war. In diesen Gefäßen diagnostizierten die Untersucher insgesamt 6mal pathologische Aktivitätsanreicherungen, die als falsch positiv zu werten waren. Im PAI-Bereich zwischen 5 und 10 % (23 Karotiden) wurden von den drei Untersuchern jeweils 2,3 und 3 positive Befunde erhoben. In den 20 Gefäßen mit einem PAI zwischen 11 und 25 % wurden in etwa der Hälfte der Fälle visuell positive Befunde erhoben. Hier scheint ein Grenzbereich vorzuliegen, in dem die Menge der anhaftenden Plättchen gerade noch ausreicht, um visuell sichtbar zu sein. Hingegen war bei einem PAI über 25 % die Übereinstimmung zwischen der PAI-Analyse und der visuellen Auswertung sehr groß. In nahezu allen Fällen konnten die pathologischen Befunde auch visuell diagnostiziert werden.

Diese Ergebnisse zeigen, daß die Untersucherübereinstimmung bei der visuellen Auswertung groß ist (< 10 % Nichtübereinstimmung). Unsicher ist die visuelle Beurteilung der Szintigramme in einem Zwischenbereich von schwach positiven Befunden, der bei der Doppelisotopen-Szintigraphie einem prozentualen PAI zwischen 11 und 25 % entspricht. Bei deutlich erhöhtem PAI über 25 % ist die visuelle Analyse der Szintigramme von großer diagnostischer Sicherheit.

Herzszintigraphie bei kardialer Hirnembolie

Bei 42 Patienten wurde neben dem Plättchenszintigramm der Halsgefäße eine thrombozytenszintigraphische Aufnahme des Herzens durchgeführt. Bei 28 dieser Patienten bestand der klinische Verdacht auf eine kardiale Hirnembolie. Es waren 23 Männer und 5 Frauen. 16 dieser Patienten hatten einen kompletten Schlaganfall und 12 reversible neurologische Ausfälle. Alle 28 Patienten mit dem klinischen Verdacht auf eine kardiale Hirnembolie hatten Herzerkrankungen, die mit einem erhöhten Embolierisiko einhergingen, 8 einen Myokardinfarkt in zeitlichem Zusammenhang mit dem Schlaganfall, 10 ein Vorhofflimmern. 6 Patienten hatten röntgenologisch eine Herzverbreiterung und echokardiographisch eine eingeschränkte Ventrikelkontraktion, 7 Patienten litten an einer koronaren Herzerkrankung, 3 Patienten hatten Klappenvitien. Die übrigen 14 Patienten dienten als Kontrolle, sie waren herzgesund und es bestand kein Hinweis auf eine kardiale Genese der zerebralen Ischämie. 7 dieser Patienten hatten jeweils eine ca. 50 prozentige Abgangsstenose der symptomatischen A. carotis interna, 5 Patienten hatten hochgradige Interna-Abgangsstenosen und 2 Patienten Karotisverschlüsse - jeweils auf der symptomatischen Seite.

Bei allen Patienten wurde sowohl die Szintigraphie der A. carotis interna als auch des Herzens in einer anterior-posterioren und linksanterioren Projektion - wie weiter oben beschrieben - durchgeführt.

Die Untersuchung erfolgte bei allen Patienten innerhalb der ersten 14 Tage nach dem Schlaganfall.

Die Karotisszintigraphie ergab bei den 14 Patienten mit Stenosen der hirnversorgenden Gefäße in 9 Fällen pathologische Plättchenanreicherungen, die den angiographisch nachgewiesenen Karotisläsionen zuzuordnen waren. 6 von den 7 Patienten mit 50 prozentiger Abgangsstenose und 3 von den 5 Fällen mit hochgradiger Stenose waren im Plättchenszintigramm positiv, die beiden Patienten mit Karotisverschluß zeigten einen negativen Befund.

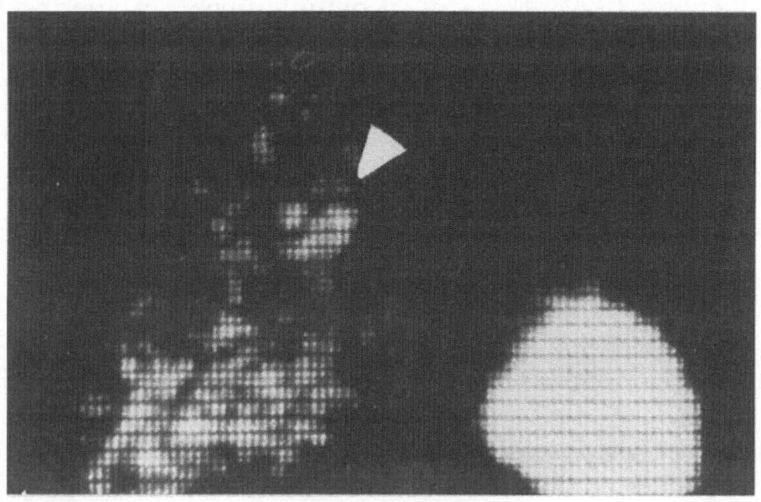

Abb. 26: Herzszintigraphie bei einem 35-jährigen Patienten mit intermittierendem Vohofflimmern: Es ist eine umschriebene Aktivitätsanreicherung der Vorhofebene erkennbar (Pfeil). Die Aufnahme wurde 48 Stunden nach Injektion der radioaktiv markierten Plättchen in linksanteriorer Projektion angefertigt.

Bei den 28 Patienten mit dem klinischen Verdacht auf eine kardiale Hirnembolie zeigte sich hingegen nur zweimal ein pathologisches Plättchenszintigramm im Bereich der Halsgefäße. Bei einem dieser zwei Patienten trat die zerebrale Ischämie einen Tag nach einem Myokardinfarkt auf. Dopplersonographisch und angiographisch hatte er eine 50- bis 60-prozentige Stenose der rechten A. carotis interna. Die Herzszintigraphie war bei diesem Patienten negativ, das Karotisszintigramm jedoch positiv. Es wurde aus diesem Grunde geschlossen, daß trotz des engen zeitlichen Zusammenhanges nicht das Herz, sondern die gleichzeitig bestehende Karotisstenose auf der symptomatischen Seite für das embolische Geschehen verantwortlich zu machen war. Bei dem zweiten Patienten, einem 35jährigen Mann, bestand eine alkoholtoxische Kardiomyopathie und intermittierendes Vorhofflimmern. Der Patient wurde mit einer kompletten rechtsseitigen Hemiparese eingeliefert. Angiographisch fand sich der Verschluß der linken A. carotis interna. Das Thrombozytenszintigramm zeigte eine starke Anreicherung sowohl im Bereich der linken A. carotis interna als auch im Bereich der Vorhofebene (Abb. 26). Bei einer Reangiographie 4 Wochen später war die vormals verschlossene Interna wieder rekanalisiert. Dieser Befund wird häufig bei embolischen Verschlüssen großer Gefäße beobachtet. In diesem Fall gelang also sowohl der Nachweis der Emboliequelle als auch des Embolus, der die A. carotis interna verschloß, mit der Plättchenszintigraphie.

Keiner der 14 Patienten der Kontrollgruppe mit arteriosklerotischen Veränderungen der hirnversorgenden Gefäße und normalen Herzbefunden hatte ein pathologisches Herzszintigramm.

Tab. 9: Vergleich der Herzszintigraphie mit der zweidimensionalen Echokardiographie

Echokardiographie	PSZ			
	LVT*	VT/KT	normal	total
normal	4	1	11	16
verm. Ventrikel-kontraktilität	2	0	2	4
LVT*	3	0	0	3
Mitralvitium	0	3	0	3
Aortenvitium	0	1	1	2
total	9	5	14	28

*LVT = linker ventrikulärer Thrombus
VT/KT = Vorhofthrombus bzw. thrombotische Klappenauflagerung

Bei den 28 Patienten mit dem klinischen Verdacht auf eine kardiale Embolie hingegen zeigten sich 14 pathologische Plättchenakkumulationen, 5 in der Vorhofbzw. Klappenebene und 9 im Bereich des linken Ventrikels.

Bei allen 28 Patienten wurde zusätzlich eine zweidimensionale Echokardiographie (2d-E) des Herzens durchgeführt (Tabelle 9).

Echokardiographisch wurde bei den 28 Patienten elfmal ein Normalbefund erhoben. In diesen Fällen zeigte das Plättchenszintigramm viermal einen linksventrikulären Thrombus und einmal einen Vorhofthrombus. In 4 Fällen wurde im 2d-E eine verminderte Beweglichkeit der Ventrikelwand mit stillen Segmenten diagnostiziert. Hierbei fanden sich szintigraphisch zwei linksventrikuläre Thromben und zweimal ein Normalbefund. Der direkte Nachweis eines Thrombus im linken Ventrikel gelang durch das 2d-E dreimal und in allen 3 Fällen war das Plättchenszintigramm ebenfalls positiv. Bei zwei Patienten wurde ein Mitralklappenvitium mit dem 2d-E diagnostiziert, bei einem zusätzlichen Patienten ein Mitralklappenprolaps (siehe hierzu auch Fallbeschreibung 5). Das Plättchenszintigramm zeigt in allen 3 Fällen eine pathologische Plättchenanreicherung in der Vorhofebene. Das 2d-E diagnostizierte schließlich zweimal Aortenvitien, bei einem dieser Patienten war das Plättchenszintigramm auch pathologisch. Es handelte sich um einen Patienten mit schwerwiegender Aorteninsuffizienz und Verdickung der Aortenklappe, im Plättchenszintigramm fand sich eine pathologische Aktivitätsanreicherung im Bereich der Klappenebene (Abb. 27). Bei diesem Patienten wurde ein operativer Klappenersatz durchgeführt, intraoperativ fanden sich im Bereich der insuffizienten Klappe Ulcerationen mit thrombotischen Auflagerungen. Insgesamt zeigte der Vergleich zwischen 2d-E und PSZ, daß das PSZ alle im 2d-E diagnostizierten ventrikulären Thromben bestätigen konnte. Zusätzlich fand das PSZ jedoch 6 weitere verdächtige thrombotische Bezirke im Bereich des linken Ventrikels. Mit Hilfe des 2d-E konnten in diesen Fällen nur indirekte Hinweise auf das Vorliegen von ventrikulären Thromben oder thrombotischen Auflagerungen der Herzklappen gegeben werden. Das PSZ diagnostizierte insgesamt 5 pathologische Thromben im Bereich der Herzklappen bzw. des Vorhofes.

Angiographisch fand sich in der Gruppe der 28 Patienten mit dem klinischen Verdacht auf eine kardiale Hirnembolie in einem Fall eine Karotistenose auf der symptomatischen Seite, in 2 Fällen ein Verschluß im Bereich der A. carotis interna, der jedoch bei der Reangiographie 4 bis 8 Wochen später wieder rekanalisiert war; zweimal fanden sich Verschlüsse der Hauptäste der Aa. cerebri mediae, einmal ein A. cerebri posterior-Verschluß und einmal ein Embolus in der A. basilaris. Keiner der Patienten hatte Hinweise auf eine ausgeprägte Arteriosklerose der Hirngefäße.

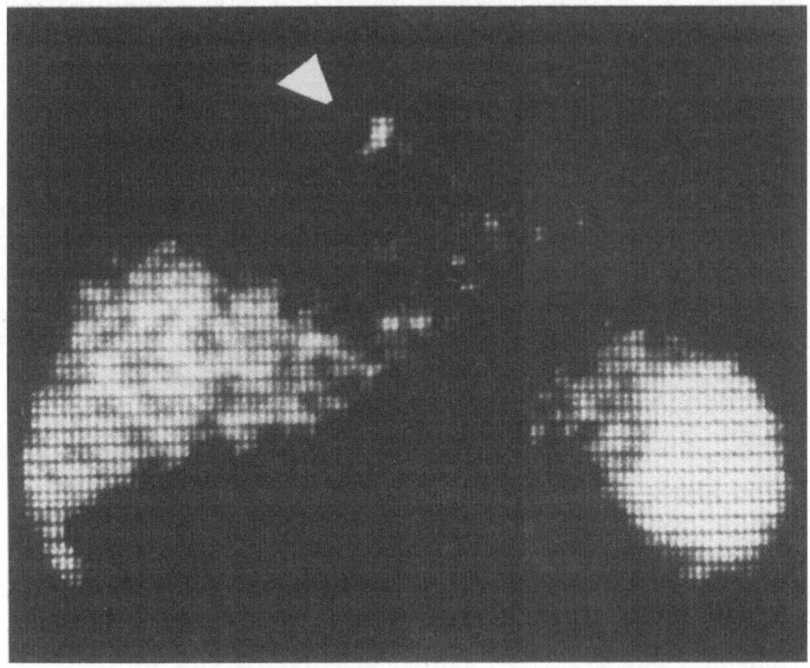

Abb. 27: Herzszintigramm bei einem Patienten mit ulcerierten Aortenklappenveränderungen: Es findet sich in der Klappenebene eine Aktivitätsanreicherung (Pfeil); Aufnahme 48 Stunden p.i. in der linksanterioren Projektion.

Fallbeschreibung 5:

Der 22-jährige Patient erlitt während eines Griechenlandurlaubs nach einer anstrengenden Bergwanderung einen schweren apoplektischen Insult mit Hemiparese rechts und aphasischer Sprachstörung. Nach der Rückführung in die Bundesrepublik wurde eine intensive Diagnostik durchgeführt. Die Angiographie der hirnversorgenden Gefäße zeigte einen Normalbefund, beim 2d-E wurde ein leichter Mitralklappenprolaps festgestellt. In der Halsplättchenszintigraphie konnte keine pathologische Anreicherung im Bereich der Karotiden nachgewiesen werden. In der Herzszintigraphie fand sich jedoch eine ringförmige Plättchenanreicherung in Projektion auf die Mitralklappe (siehe Abb. 28). Der Patient wurde langzeitantikoaguliert.

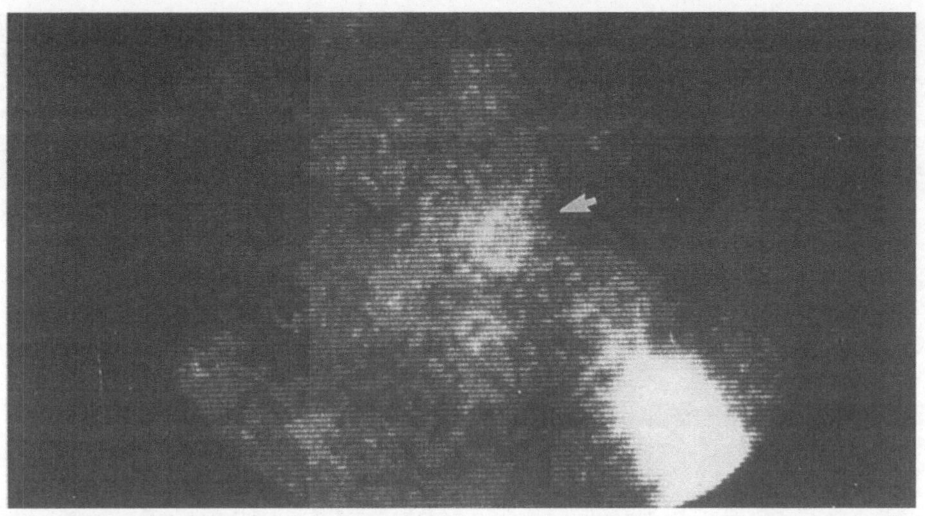

Abb. 28: Plättchenszintigramm bei einem 22-jährigen Patienten mit dem Verdacht auf eine kardiale Hirnembolie; in Projektion auf die Mitralklappe zeigt sich eine ringförmige Plättchenanreicherung (48 Stunden-Aufnahme in linksanteriorer Projektion; Pfeil).

Fallbeschreibung 6:

Der 32-jährige Patient erlitt einen Myokardinfarkt. Eine Ursache hierfür konnte nicht gefunden werden, als einziger Risikofaktor bestand eine Thrombozytose unklarer Genese. 12 Monate später wurde er mit einem Kleinhirninfarkt stationär aufgenommen. Im 2d-E zeigte sich ein Herzwandaneurysma mit Verdickung des Myokards, in der Plättchenszintigraphie konnte ein deutlicher Thrombus im Bereich des linken Ventrikels nachgewiesen werden (Abb. 29 a - b). Ferner konnte der Thrombus auch im Thorax-CT (Abb. 30) definitiv nachgewiesen werden. Der Patient wurde einer offenen Herzoperation unterzogen, im linken Ventrikel wurde ein 2 x 4 cm großer Thrombus gefunden und entfernt.

Die Ergebnisse der Plättchenszintigraphie des Herzens bei Schlaganfallpatienten mit dem klinischen Verdacht auf eine kardiale Hirnembolie zeigen, daß die PSZ eine sichere Methode zur Identifizierung von kardialen Thromben ist. Zum Teil ist sie bei der Auffindung von linksventrikulären Thromben dem 2d-E überlegen. Bei dem Nachweis von Vorhofthromben und thrombotischen Klappenauflagerungen ist sie zur Zeit die Methode der Wahl. Insbesondere bei der ätiologischen Abklärung von jugendlichen Schlaganfallpatienten stellt sie eine Bereicherung der diagnostischen Möglichkeiten dar.

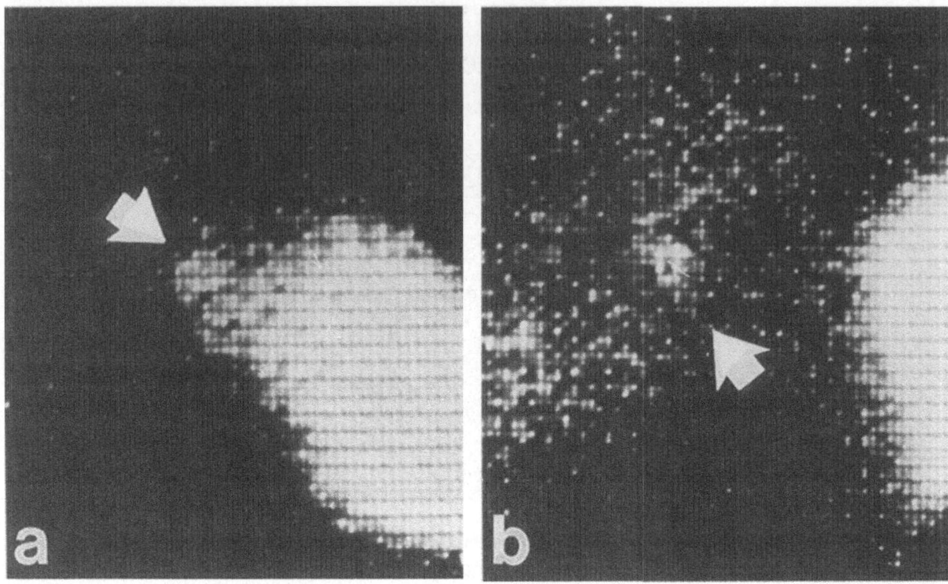

Abb. 29 a - b: Plättchenszintigraphie bei einem 32-jährigen Patienten mit Herzwandaneurysma: In der ap-Projektion (a) zeigt sich eine Erhöhung der plättchengebundenen Aktivität im Bereich der Herzspitze (Pfeil). Diese Aktivitätserhöhung kann jedoch nicht sicher von der Milz isoliert werden. In der linksanterioren Aufnahme (b) läßt sich die Aktivität des Thrombus (Pfeil) sicher von der milzgebundenen Aktivität trennen.

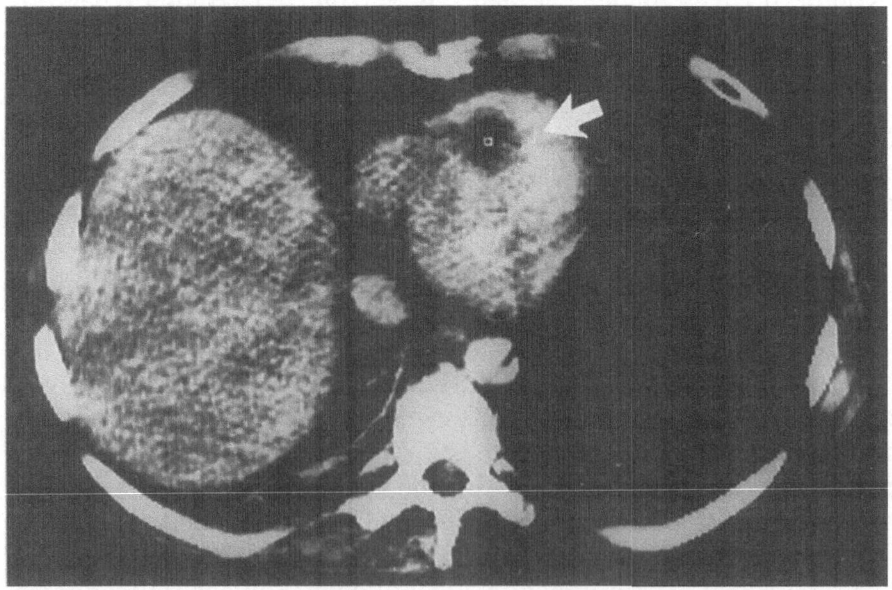

Abb. 30: Thorax-CT des 32-jährigen Patienten mit Herzwandaneurysma (Fallbschreibung 6): Im linken Ventrikel ist ein Thrombus nachweisbar (Pfeil).

III. DISKUSSION

Es wurde bei 171 Patienten mit cerebrovaskulären Erkrankungen eine Szintigraphie der Halsgefäße mit 111-In-markierten Plättchen durchgeführt. Um kardiale Thromben, die als Emboliequelle in Frage kommen, ebenfalls nachweisen zu können, wurde bei 43 dieser Patienten zusätzlich eine Plättchenszintigraphie des Herzens angefertigt. Es fanden sich bei 88 Patienten insgesamt 108 pathologische Plättchenanreicherungen im Bereich der Halsgefäße. Zusätzlich wurden bei der kardialen Szintigraphie 9 Thromben im Bereich des linken Ventrikels und 4 Thromben in der Vorhof bzw. Klappenebene sichtbar gemacht.

Markierungsverfahren, Vitalität der markierten Plättchen, Strahlenbelastung

Die Plättchen wurden mit 111-In-Oxinat markiert. Das verwendete Markierungsverfahren entspricht der international am häufigsten verwendeten Methode, wie sie von Thakur et al. (1977) und Heaton et al. (1979) entwickelt wurde. Der gute durchschnittliche Markierungseffekt von 65,1 % kann als Beleg dafür genommen werden, daß die Plättchen während des Markierungsverfahrens nicht geschädigt wurden, da die Aufnahme des 111-In-Oxinats von einem intakten Energiestoffwechsel der Zelle abhängig ist (Joist u. Baker 1981; Mathias u. Welch 1984). Ein weiterer Hinweis für die erhaltene Funktion der Thrombozyten ist der Befund, daß sich zwischen dem Markierungseffekt und den RecoveryWerten bei Patienten mit positiven und negativen Szintigrammen keine Unterschiede fanden. Im Falle einer Zellschädigung während des Markierungsvorganges werden die Blutplättchen vermehrt in der Milz abgebaut, dies führt zu einem Abfall des Recovery-Wertes (Kummer u. Bucher 1971). Da sich geschädigte Zellen nicht an thrombotischen Prozessen beteiligen, wäre ein pathologischer Recovery-Wert bei den Patienten mit negativem Plättchenszintigramm zu erwarten, falls eine herabgesetzte Vitalität die Untersuchungsergebnisse beeinflußt hätte. Ein normaler Recovery-Wert hingegen ist ein guter Beleg für eine erhaltene in vivo-Funktion der injizierten Plättchen. Der in unserem Patientenkollektiv durchschnittlich errechnete Recovery-Wert von 55,6 % entspricht dem

Normalbefund bei intakten Thrombozyten. Trotzdem wird zur Zeit noch diskutiert, inwieweit vor Reinjektion der markierten Thrombozyten zusätzlich in vitro Tests als obligate Qualitätskontrolle durchgeführt werden müssen.

Wir haben in der Anfangsphase unserer Arbeit mit der Plättchenmarkierung routinemäßig die Kollagen- und ADP-induzierte Aggregation nach der Methode von Born durchgeführt und fanden bei den Patienten, die nicht mit Aspirin behandelt waren, vor und nach der Zellmarkierung ein nahezu unverändertes Aggregationsverhalten. Nur in den Fällen, in denen sich während des Markierungsvorgangs Plättchenaggregate schlecht auflösen ließen und bei denen der Markierungseffekt deutlich unter 40 % lag, war auch die in vitro-Aggregation gestört. Dies entspricht auch den Erfahrungen anderer Arbeitsgruppen (Mathias u. Welch 1979; Scheffel et al. 1982). Um den Zeitraum zwischen der Blutentnahme und der Reinjektion der markierten Plättchen möglichst klein zu halten, verzichteten wir in der Folge in den meisten Fällen auf eine in vitro- Aggregationsbestimmung der markierten Plättchen. Die markierten Plättchen wurden jedoch in den Fällen nicht reinjiziert, in denen der Markierungseffekt unter 40 % lag und in denen sich Plättchenaggregate nach der Markierung nicht prompt auflösten. Wie an anderer Stelle beschrieben (Kessler et al. 1984) war die Überlebenszeit der nach unserer Methode markierten Thrombozyten mit 9 - 12 Tagen normal. Dies entspricht auch den Ergebnissen anderer Autoren, die ein identisches Markierungsverfahren verwendeten.

In keinem Fall beobachteten wir nach Injektion der markierten Plättchen Nebenwirkungen oder eine Unverträglichkeit. Da die Plättchen nach der Markierung in autologem Plasma gewaschen und resuspendiert werden, sind allergische Reaktionen auch nicht zu erwarten. Die Markierung findet in einem offenen System statt, somit sind jedoch Sterilitätsprobleme denkbar. Für die ersten Markierungen verwendeten sowohl wir als auch andere Arbeitsgruppen ein geschlossenes Blutbeutelsystem, um sterile Kautelen einhalten zu können. Dies führte jedoch zu einem großen Verlust an Blutplättchen und macht die Entnahme größerer Blutmengen vom Patienten notwendig. Zudem wird die Radioaktivität während der Waschvorgänge und bei dem Abpressen der Waschflüssigkeit zu stark im Blutbeutelsystem verteilt, was zu ungewollten Verlusten an 111- In-Aktivität führt. Es hat sich gezeigt, daß bei der Einhaltung einer sterilen Arbeitsweise wie der Benutzung von sterilisierten Einwegartikeln und der Präparation an einem sterilen Arbeitsplatz keine Sterilitätsprobleme aufkommen. Vree (1985) kritisierte das vereinfachte Markierungsverfahren in Monovetten von Sinzinger et al. (1984) als "septisch". In einer Erwiderung von Sinzinger et al. (1986) wiesen die Autoren jedoch darauf hin, daß sie bei 150 Präparationen Sterilitätskontrollen der markierten Zellsuspensionen vorgenommen haben und in keinem Fall bakterielles Wachstum beobachten konnten.

Bei der Errechnung der Strahlenbelastung waren die Resultate mit den Ergebnissen anderer Autoren vergleichbar (van Reenen et al. 1980; Robertson et al. 1981; Scheffel et al. 1982). Die Ganzkörperstrahlenbelastung wird allgemein pro mCi zwischen 0,35 und 0,9 Rad angegeben. Bei der Berechnung der Milzbelastung lagen unsere Ergebnisse mit 14,4 REM/mCi im unteren Bereich der in der Literatur angegebenen Werte: 24,6 (Goodwin et al. 1978) 30,6 (Mc Illmoyle et al. 1977), 33,5 (Robertson et al. 1981), 27,4 (van Reenen et al. 1980). Andererseits lag die Leberbelastung mit 4,6 REM mCi etwas höher als aus den anderen Untersuchungen ersichtlich. Die Strahlenbelastung für die Hoden und Ovarien waren auch von anderen Untersuchern ähnlich niedrig gefunden worden. Somit stellt die Milz als Thrombozytenspeicher das kritische Organ in bezug auf die Strahlenbelastung dar. Eine Stunde nach Injektion der radioaktiv markierten Blutplättchen finden sich über 30 % der injizierten Aktivität in der Milz (Heynes et al. 1982). Wie aus der Abhängigkeit des Recovery-Wertes zum Grad der Vorschädigung der Plättchen zu entnehmen ist, werden vorgeschädigte Thrombozyten in einem höheren Maße in der Milz gespeichert (Robertson et al. 1981). Daraus ergibt sich, daß ein schonendes Präparationsverfahren unter Verwendung optimaler Inkubationsmedien und schonender Zentrifugationsschritte (Woods et al. 1976) die Verweildauer der markierten Plättchen initial in der Milz vermindert und somit deren Belastung reduziert. Obwohl gezeigt werden konnte, daß die Vitalität der 111-In-Oxin-markierten Plättchen mit der der 111-In-Tropolon- markierten Plättchen identisch (Vallabhajosula et al. 1986) und die szintigraphischen Ergebnisse vergleichbar sind, sind wir in letzter Zeit dazu übergegangen, statt 111-In-Oxin das 111-In-Tropolon für die Markierung zu benutzen. Hierdurch werden zwei Zentrifugationsschritte eingespart und man kann somit von einer geringeren Alteration der markierten Plättchen ausgehen. Zudem sollte die Menge der eingesetzten Radioaktivität je nach Fragestellung minimiert werden. Üblicherweise reichen zum Nachweis von Karotis- und/oder kardialen Thromben 200-300 µCi 111-In-markierte Thrombozyten aus. Unter diesen geschilderten Voraussetzungen, schonender Präparation und geringer injizierter 111-In-Aktivität, liegt die Strahlenbelastung für den Patienten in dieser Untersuchung durchaus im üblichen Rahmen und entspricht etwa einer Röntgenuntersuchung des unteren Magen-Darm-Traktes mit Kontrastmitteln (Fehrentz 1981).

Karotisszintigraphie

Klinik

Von den 88 Patienten mit pathologischen Plättchenanreicherungen im Karotisbereich hatten 20 doppelseitige Anreicherungen, so daß sich insgesamt 108 pathologische PSZ-Befunde ergaben. Dieser Befund spricht dafür, daß eine Gruppe von Risikopatienten mit der Plättchenszintigraphie identifiziert werden kann, bei der die Arteriosklerose im Bereich beider Karotiden starke Aktivitätszeichen aufweist. Diese Patienten sollten einer intensiven Nachbeobachtung durch regelmäßige B-Bild- und Doppler-Untersuchungen zugeführt werden.

Es ergab sich kein Unterschied hinsichtlich der Häufigkeit von pathologischen Plättchenszintigrammen bei Männern und Frauen. In der Gruppe von 15 Patienten, die jünger als 46 Jahre alt waren, fand sich fünfmal ein pathologisches Plättchenszintigramm im Bereich der symptomatischen Karotis. In all diesen 5 Fällen waren angiographisch auch Karotisstenosen unterschiedlichen Ausmaßes feststellbar. Der Prozentsatz von positiven Karotisszintigrammen in dieser Gruppe von jugendlichen Schlaganfallpatienten ist verglichen mit der Gruppe der über 50-jährigen signifikant geringer. Ursache hierfür ist der große Anteil von 9 Patienten mit dem klinischen Verdacht auf eine kardiale Hirnembolie. Von diesen 9 Patienten hatten 5 einen pathologischen Herzszintigraphiebefund: 3 in der Klappen- bzw. Vorhofebene und 2 im Bereich des linken Ventrikels. Insgesamt konnte somit durch das PSZ bei 10 der 15 jugendlichen Schlaganfallpatienten eine mögliche Emboliequelle identifiziert werden. In einer Zusammenstellung von Adams et al. (1986) wurden bei 144 jugendlichen Schlaganfallpatienten über 40 verschiedene Ursachen des Insultes vermutet. Am häufigsten wurden jedoch arteriosklerotische Veränderungen der Halsarterien und kardiale Hirnembolien für die Hirninfarkte verantwortlich gemacht. Dies kann aufgrund der hier untersuchten Gruppe von 15 jungen Schlaganfallpatienten bestätigt werden. In 75 % ließen sich plättchenszintigraphisch entweder die Halsarterien oder das Herz als Emboliequelle identifizieren.

Das Plättchenszintigramm war signifikant häufiger im Bereich der symptomatischen Karotis positiv als in der asymptomatischen. Dies entspricht den Ergebnissen der meisten übrigen PSZ-Untersuchungen bei Schlaganfallpatienten (Goldmann et al. 1983; Bernard et al. 1986). Der in der vorliegenden Untersuchung gefundene Prozentsatz von 56,9 % lag etwas höher als in dem Krankenkollektiv, welches von Bernard et al. (1986) untersucht wurden, wo er 49,5 % betrug. Goldmann et al. (1986) fanden in 64 % pathologische Anreicherungen auf der symptomatischen Seite. Von Isaka et al. (1984) wurde das

Plättchenszintigramm lediglich mit der Karotisarteriographie verglichen, nähere Angaben über die Beziehung zur Klinik liegen nicht vor. Ebenso fehlen diese Angaben bei Powers et al. (1982), die zwar erwähnten, daß keine Korrelation zwischen PSZErgebnis und klinischer Symptomatik gefunden wurde, jedoch zu diesem Komplex keine näheren Informationen vorlegten.

In bezug auf die klinische Symptomatik ergibt sich für unsere Patienten eine Spezifität der Untersuchung von 85,4 % und eine Sensitivität von 55,4 %. Diese relativ niedrige Sensitivität, die Powers (1984) kritisierte, kann zum einen dadurch bedingt sein, daß in unserem Krankengut auch die Fälle mit klinischem Verdacht auf eine kardiale Hirnembolie berücksichtigt wurden. Der weitere Grund ist, daß die Plättchenszintigraphie als funktionelle Methode das Ausmaß von Plättchenadhäsionen an alterierten Gefäßen mißt und somit eine Aussage über die Aktivität von arteriosklerotischen Läsionen ermöglicht. Sie ist nicht - wie Wu (1981) ausführte - ein Ersatz für morphologische Untersuchungen wie Angiographie und Ultraschall, sondern deren funktionelle Ergänzung. Dieser Umstand ist z.B. im Hinblick auf die Einschätzung von asymptomatischen Karotisstenosen wichtig, deren Operationswürdigkeit sehr umstritten ist. Unsere Befunde zeigen, daß zwar von den 205 asymptomatischen Karotiden 49 angiographisch faßbare Stenosen hatten, von diesen 49 wiesen jedoch nur 10 pathologische Plättchenakkumulationen auf. In einer noch nicht abgeschlossenen 5-Jahres-Nachuntersuchung wird zu prüfen sein, welche Relevanz für die weitere Prognose der Patienten die asymptomatische pathologische Plättchenanreicherungen haben und inwieweit sie ein Indikator für ein potentielles Schlaganfall- oder TIA-Risiko sind.

Lediglich in einer 1989 erschienenen Untersuchung (Minar et al. 1989) konnten nur 3 pathologische Plätchenanreicherungen bei 123 untersuchten Patienten nachgewiesen werden. Dieses Ergebnis unterschied sich jedoch derartig deutlich von den Resultaten anderer Arbeitsgruppen (Powers et al. 1982, Kessler et al. 1983, Goldman et al 1983, Bernard et al. 1986), daß allgemein von einem methodischen Fehler ausgegangen wurde, und die Dikussion über eine Qualitätskontrolle der verwendeten markierten Plättchen neu aufgeworfen wurde (Hardeman 1990)

Angiographie

Auf der symptomatischen Seite fand sich angiographisch 38mal ein Normalbefund. In einem Drittel dieser Fälle war das Szintigramm der entsprechenden Karotis positiv und häufig ließen sich in diesen Fällen auch arteriosklerotische Plaques im B-Bild-Ultraschall nachweisen. Aufgrund dieser Befunde ist hier von einer erhöhten Plättchenadhäsion im Bereich von angiographisch noch nicht nachweisbaren arteriosklerotischen Veränderungen auszugehen. Croft et al. (1980) fanden in angiographisch normal erscheinenden Karotiden ebenfalls bei der histologischen Untersuchung in einem hohen Prozentsatz signifikante arteriosklerotische Veränderungen, zum Teil mit Exulcerationen der Gefäßwand. Zu ähnlichen Befunden kamen auch Ricotta et al. (1986), die bei einem Vergleich der Angiographie mit makroskopischen und histologischen Befunden zeigen konnten, daß die Angiographie häufig falsch negative Befunde erbringt und sowohl murale Thromben als auch Exulcerationen der Gefäßwand übersehen werden können. Dies kann den häufigen Befund von normalen Angiogrammen bei Patienten mit TIA oder Amaurosis fugax (Pessin et al. 1977; Eisenberg et al. 1979) erklären. Toole et al. (1978) konnten nachweisen, daß TIA-Patienten mit normalem Angiogramm ein ebenso hohes Schlaganfallrisiko haben, wie Patienten mit hämodynamisch relevanten Stenosen. Bei den angiographisch nachgewiesenen geringgradigen arteriosklerotischen Gefäßwandveränderungen und bei den niedergradigen, hämodynamisch noch nicht wirksamen (< 50 %) Stenosen war der größte Prozentsatz an pathologischen Szintigrammen auf der symptomatischen Seite zu verzeichnen (84 %). Dieses auffallend häufige Vorkommen von pathologischen Plättchenszintigrammen bei niedergradigen symptomatischen Stenosen wurde bereits von Davis et al. (1980) beobachtet. Bei den hochgradigen Stenosen oder Verschlüssen nimmt die Häufigkeit pathologischer PSZBefunde auch auf der symptomatischen Seite deutlich ab (bis zu 30 %). Das könnte seine Ursache darin haben, daß in diesem fortgeschrittenen Stadium der Arteriosklerose die Thrombozyten nicht mehr die herausragende Rolle bei der Pathogenese des Schlaganfalls spielen, wie sie es im Anfangsstadium tun, andererseits ist davon auszugehen, daß bei diesen Patienten weniger embolische sondern hämodynamische Hirninfarkte aufgetreten sind. Die Häufigkeitsverteilung von embolischen oder hämodynamisch bedingten Infarkten ist bis heute noch ungeklärt. Sowohl autoptische Untersuchungen (Jorgensen u. Torvik 1966; Blackwood et al. 1969) als auch der Vergleich von angiographischen Befunden mit computertomographisch nachweisbaren Infarktmustern (Olson et al. 1985; Ringelstein et al. 1985) weisen jedoch auf eine hohe Prävalenz von embolischen Schlaganfällen hin.

Über die Errechnung des % PAI läßt sich zusätzlich neben dem visuellen Eindruck der Plättchenüberschuß in einem definierten Gefäßsegment quantifizieren. Werden die PAI-Werte mit den angiographisch gefundenen Stenosegraden in Beziehung gesetzt, so zeigt sich, daß der durchschnittliche % PAI am höchsten in nieder- bis mittelgradigen Stenosen ist. Dieser Befund belegt ebenfalls eine erhöhte Thrombusbildung im Bereich der nieder- bis mittelgradigen Stenosen, so daß sie ohne hämodynamisch relevant zu sein, als Emboliequelle eine Gefahr für den Patienten darstellen.

Arterio-arterielle Embolien als Ursache von Schlaganfällen vermuteten schon Fisher (1951) und vor ihm schon 1905 Chiari bei der pathologisch-anatomischen Inspektion der Halsarterien von Schlaganfallpatienten. Es wurde wiederholt darauf hingewiesen, daß vor allem Gefäßwandexulcerationen thrombotische Prozesse fördern und mit einem großen Embolierisiko verbunden sind. Goldman et al. (1983) fanden im Bereich solcher ulcerierten Areale auch eine vermehrte 111-In-Plättchenaktivität und Isaka et al. (1984) fanden in angiographisch ulceriert erscheinenden Gefäßabschnitten eine signifkante Erhöhung des PAI. In der vorliegenden Untersuchung war der % PAI bei den ulcerierten Gefäßstenosen ebenfalls höher als im Bereich von nicht ulcerierten, der Unterschied war jedoch statistisch nicht signifikant. Hierbei muß jedoch auf die oben erwähnten Unsicherheiten bei der angiographischen Definition von "ulceriert" und "nicht ulceriert" hingewiesen werden. Ein anderes Bild ergibt sich bei der morphologischen Untersuchung von Operationspräparaten, bei der im Plättchenszintigramm positive Befunde häufig mit Gefäßwandexulcerationen einhergingen. Eine für die Diagnostik ulcerierter Plaques sicherere Methode als die Angiographie ist die B-Bild-Ultraschalluntersuchung (Hennerici et al. 1984; Jones et al. 1982). Mit dieser Methode konnten wir bei 39 untersuchten Patienten 8mal Gefäßulcera nachweisen, von denen 4 bei der visuellen Auswertung einen pathologischen Befund zeigten. Der durchschnittliche PAI war gegenüber den B-Bild-Normalbefunden deutlich erhöht, es ergab sich jedoch wiederum kein signifikanter Unterschied. Der Tabelle 6 ist zu entnehmen, daß eine arteriosklerotische Läsion nicht durch eine einzelne Eigenschaft hinlänglich charakterisiert werden kann. Es kommen Ulcerationen sowohl in heterogenen unruhigen als auch in fibrotischen Plaques vor. Eventuell ist dies die Erklärung für die fehlende Korrelation zwischen Plättchenszintigramm und Gefäßwandulcus in unserem Patientenkollektiv. Hier sind weitere Untersuchungen notwendig, die die Morphologie der arteriosklerotischen Plaques mit den Ergebnissen des Plättchenszintigramms korrelieren (Henningsen et al. 1987).

Ungeklärt ist ferner der häufige Befund der Plaqueeinblutung bei Patienten mit positivem Plättchenszintigramm. Henningsen et al. (1986) fanden keine Indium-Aktivität im Bereich der Einblutung, sondern in der Umgebung der Plaqueblutung und im Bereich der Oberfläche der arteriosklerotischen Läsion. Dies spricht dafür, daß der pathologische plättchenszintigraphische Befund nicht dadurch entstanden ist, daß Plättchen passiv in das hämorrhagische Areal transportiert wurden, sondern daß hier ebenfalls Plättchen wie bei den heterogenen Plaques aktiv an den pathogenen Prozessen beteiligt sind. Sevitt (1986) und Mustard u. Packham (1975) vermuteten, daß durch die Einblutung in die arteriosklerotische Läsion und durch den Zerfall der Erythrozyten ADP freigesetzt wird, welches zu einer zusätzlichen Aktivierung der zirkulierenden Blutplättchen führt. Die Rolle der Plaqueeinblutung bei Patienten mit TIA oder komplettem Schlaganfall bleibt jedoch unklar. Sowohl Imparato et al. (1979) als auch Lusby et al. (1982) fanden bei TIA-Patienten in einem hohen Prozentsatz Plaque-Hämorrhagien. Sie können einerseits zum Aufbrechen von atheromatösen Beeten und konsekutiver Embolisierung führen, andererseits auch durch eine abrupte Drosselung des Blutflusses hämodynamische Ischämien zur Folge haben.

Bei dem Vergleich der morphologischen Befunde mit den PSZ-Befunden stellt sich die Frage nach der Größe, die eine Läsion haben muß, um im Plättchenszintigramm sichtbar zu sein. Johnson et al. (1982) fanden, daß im B-Bild sichtbare Läsionen unter 4 mm Durchmesser schon klinisch symptomatisch werden können. Sinzinger et al. (1986) unterschied 5 verschiedene Typen von arteriosklerotischen Läsionen in bezug auf die Plättchenszintigraphie: Er bezeichnete als Typ 1 die rasch nach Injektion der radioaktiv markierten Plättchen sichtbare Plättchenanreicherung, die großen parietalen oder flottierenden Thromben entspricht. Als Typ 2 wurde die Läsion bezeichnet, die über einen längeren Zeitraum Aktivität aufnimmt und die deutlich szintigraphisch sichtbar gemacht werden kann, bei welcher das Maximum der Plättchenaufnahme jedoch erst nach 24 - 48 Stunden erreicht ist. Dies entspricht in unseren Fällen den heterogenen Plaques mit einem hohen % PAI. Typ 3 nach Sinzinger sei die Läsion, die erst nach 3 - 4 Tagen im Szintigramm schwach positiv würde; es seien in diesem Bereich vermutlich größere Endothelschädigungen vorhanden, die Arteriosklerose jedoch erst in der Frühphase und noch nicht stark ausgeprägt. Solche Plättchenanreicherungen, die mit längerer Latenz sichtbar werden, konnten wir bei der Karotisszintigraphie nicht nachweisen, allerdings ist die Typeneinteilung von Sinzinger et al. anhand von Erfahrungen bei der Plättchenszintigraphie der A. femoralis erarbeitet worden. Als Typ 4 bezeichnete Sinzinger Läsionen, die nur nach Blutpool-Subtraktion sichtbar werden und vermutete hier geringgradige Endothelschädigungen. Nach unseren Ergebnissen könnte es sich hier um die Läsionen handeln, die bei der visuellen

Auswertung nicht sichtbar sind, jedoch einen erhöhten % PAI aufweisen und bei denen im B-Bild Plaques nachweisbar sind. Als Typ 5 bezeichnete Sinzinger inaktive Läsionen mit negativem Plättchenszintigramm, wie sie bei unserer Untersuchung in Fällen mit homogenem Echo im B-Bild und histologisch als fibrotische Plaques zu beobachten waren.

Wichtig erscheint die Unterscheidung von Typ 1 und 2, hierbei wird eine starke Markierung von aktiven wandständigen Thromben unterschieden von der Darstellung arteriosklerotischer Läsionen mit eher geringen thrombotischen Auflagerungen. Diese im B-Bild "heterogen" erscheinenden Plaques hatten bei unserer Untersuchung den höchsten PAI und sind histologisch durch ein inhomogenes Bild, zum Teil mit Schaumzellen und Einblutungen sowie Lipidablagerungen gekennzeichnet. Da innerhalb dieser Plaques Phagozytosevorgänge beobachtet wurden, die Rückschlüsse darauf erlauben, daß auch wandständige Plättchen in die Plaques phagozytiert werden (Henningsen et al. 1986), ist davon auszugehen, daß die Indium-Plättchenszintigraphie nicht nur Karotisthromben, sondern auch aktivierte arteriosklerotische Plaques nachweisen kann.

Wie Tabelle 2 zeigt, war das Plättchenszintigramm häufiger bei Patienten mit TIA als bei Patienten mit komplettem Schlaganfall positiv. Zusätzlich hatten Patienten mit TIA oder RIND vermehrt niedergradige Stenosen auf der symptomatischen Seite. Gerade bei Patienten mit flüchtigen neurologischen Ausfällen spielen Plättchenaggregate, die von arteriosklerotischen Läsionen losgeschwemmt werden, eine besonders große Rolle (Wu u. Hoak 1976). Auf den gehäuften Nachweis von zirkulierenden Plättchenaggregaten, die formalinfixiert im Blutausstrich sichtbar gemacht werden können, ist bereits hingewiesen worden (Grotemeyer u. Hofferberth 1985). Ferner verursacht die Infusion von ADP, welches die Plättchaggregation induziert, im Tierversuch klinisch typische transitorisch ischämische Attacken (Fujimoto et al. 1985).

Doppelisotopen-Verfahren

Zur Erfassung von geringgradigen Plättchenanreicherungen und zur Quantifizierung des Plättchenüberschusses in den untersuchten Gefäßsegmenten wird üblicherweise ein Doppelisotopen-Verfahren benutzt (Isaka et al. 1984; Kessler et al. 1984). Sinzinger et al. (1984) verwendeten zur Quantifizierung der plättchengebundenen Aktivität eine "platelet uptake ratio". Hierbei wird das Verhältnis aus der 111-In-

Aktivität im Stenosebereich zum gleichgroßen Areal des kontralateralen Gefäßes errechnet. Für die Karotiden erscheint dieses Verfahren wegen des häufigen Auftretens von doppelseitigen Veränderungen ungeeignet.

Es gibt mehrere Möglichkeiten, nach der gleichzeitigen Injektion von zwei Isotopen das Verhältnis der Isotope zueinander zu errechnen. Voraussetzung hierbei ist jedoch, daß das zweite Isotop, welches die Blutpool- Bestimmung ermöglicht, nicht von der Gefäßwand aufgenommen wird. Dies ist bei radioaktiv markierten Erythrozyten der Fall. Isaka et al. (1984) benutzten nicht radioaktiv markierte Erythrozyten, sondern Technetium-markiertes Albumin; inwieweit diese Grundvoraussetzung beim Albumin gegeben ist, wurde bisher jedoch nicht untersucht.

Eine Methode zur Berechnung des Plättchenüberschusses in einem umschriebenen Gefäßsegment ist die Subtraktion des Erythrozyten-Pools vom Plättchen-Pool (Powers et al. 1982). Wir benutzten dieses Verfahren, um die Veränderungen der plättchengebundenen Aktivität bei einem Patienten zu verschiedenen Meßzeitpunkten zu verfolgen (Kessler et al. 1987). Da es jedoch den Plättchenüberschuß in counts als absolute Größe angibt, ist es unserer Meinung nach nicht geeignet, den Aktivitätsüberschuß unterschiedlicher Patienten miteinander zu vergleichen. Hier geht die Menge der injizierten Indium- und Technetium-Aktivität in die Berechnung ein sowie die Größe des zu bestimmenden Blutpools. Aus diesen Gründen benutzen wir die von Isaka et al. (1984) entwickelte Berechnung des Plättchenakkumulationsindexes (PAI), die im Prinzip auf dem von Powers vorgeschlagenen Verfahren aufbaut, jedoch den Stenosegrad, d.h. die Verminderung der Erythrozyten-Aktivität im Bereich von Stenosen stärker berücksichtigt und aus der Aktivität beider Isotope einen Index bildet. Wie Isaka et al. zeigen konnten, ergibt sich eine hohe Reproduzierbarkeit der errechneten Werte. Wir fanden, daß ab einem % PAI von etwa 25 % die Anreicherungen deutlich sichtbar werden und von 3 unabhängigen Untersuchern sicher erkannt werden können. In diesem hohen PAI-Bereich war die Untersucherübereinstimmung sehr hoch. Wenn nach der angegebenen Formel vorgegangen wird, ist bei einer starken Erhöhung des Blutpool sowohl in der Referenz - als auch in der gemessenen Region, die Möglichkeit gegeben, einen negativen % PAI-Wert zu errechnen. Andererseits kann eine sehr hoch aufgenommcnc Radioaktivität mit gleichzeitiger starker Drosselung des Blutpools auch PAI-Werte über 100 % ergeben. Zum Beispiel bei der Fallbeschreibung 2; bei diesem Patienten wurde ein Plättchenakkumulationsindex der rechten A. carotis interna von 140 % errechnet. Der Patient hatte einen großen, in das Lumen hineinragenden

Thrombus, der dopplersonographisch im Thrombusbereich zu Turbulenzen führte und im distalen Anteil der A. carotis interna eine Verminderung des Flusses bewirkte. Der Thrombus zeigte zudem eine sehr starke 111-In-Aufnahme; 1 Stunde nach Injektion der radioaktiv markierten Thrombozyten war er im Bereich der linken A. carotis interna nachweisbar. Potentiell besteht die Möglichkeit, aus der Höhe des Plättchenakkumulationsindexes die unterschiedlichen Typen von Läsionen nach Sinzinger et al. (1986) zu differenzieren, also aktive Karotisläsionen von wandständigen Thromben unterscheiden zu können.

Medikamenteneinwirkung

Die Möglichkeit der Quantifizierung des Plättchenüberschusses an pathologisch veränderten Gefäßabschnitten legt den Gedanken nahe, auch zu untersuchen, inwieweit sich unterschiedliche Therapien auf das Ausmaß der Plättchenadhäsion auswirken. Bisher war es lediglich möglich, in breit angelegten, randomisierten Studien über längere Zeiträume Patienten klinisch zu verfolgen und deren Prognose unter der Behandlung mit einem bestimmten Medikament oder mit einem Placebo miteinander zu vergleichen. Diese Studien bergen jedoch vielfältige Fehlermöglichkeiten (Dyken 1983). Zu kleine Fallzahlen (Typ II Fehler), eine unzureichende Randomisierung und eine zu hohe Ausfallrate von Patienten ergeben häufig unsichere Ergebnisse. Die Plättchenszintigraphie wird zwar diese klinischen Studien nicht ersetzen können, es gibt jedoch Hinweise dafür, daß mit dieser Methode in einem kürzeren Zeitraum die in vivo-Wirksamkeit der unterschiedlichen Substanzen am Patienten überprüft werden kann. Besonders häufig wurde mit dieser Fragestellung die thrombogene Eigenschaft von Kunststoffgefäßprothesen (Goldman et al. 1983; Stratton et al. 1984) und künstlichen Herzklappen (Dewanjee et al. 1983, 1986) als Modell verwendet. Sinzinger und seine Arbeitsgruppe (1986) überprüften die Wirkung von Prostaglandinen auf arteriosklerotische Stenosen der Femoralarterien und fanden sowohl bei Prostacyclin als auch bei PG I_2 einen positiven Effekt, welcher auch mit dem klinischen Verlauf korrelierte. Isaka et al. (1985) konnten bei wiederholten Szintigrammen einen positiven Einfluß von Aspirin auf den Plättchenakkumulationsindex bei symptomatischen Karotisstenosen nachweisen. In der vorliegenden Untersuchung konnte bei unseren Patienten ebenfalls ein positiver Einfluß des ASS auf den gemessenen PAI festgestellt werden. Ein interessanter Befund war, daß Patienten, die länger als 14 Tage unter ASS-Therapie standen, einen deutlich niedrigeren PAI hatten als kurzzeit-ASS-behandelte Patienten. Die Erklärung für dieses Ergebnis könnte darin liegen, daß zu Beginn der ASS-Therapie die Plättchen-Cyclooxygenase genauso wie die Gefäß-Cyclooxygenase gehemmt sind. Die Hemmung der Gefäß-Cyclooxygenase ist jedoch reversibel und die Gefäßwand ist in der Lage, trotz ASS-Therapie neues Prostacyclin zu synthetisieren (Harker u. Ritchie 1980). Aus diesen Gründen scheint bei langdauernder Anwendung der ASS der therapeutische Effekt stärker ausgeprägt zu sein als bei kurzdauernder. Dieses im Gegensatz zum "Aspirin-Dilemma" (de Gaetano et al. 1982) stehende Ergebnis der vorliegenden Untersuchung ist sowohl mit den klinischen Studien (Bousser et al. 1983; Canadian Cooperative Study Group 1987) als auch mit tierexperimentellen Untersuchungen und den Untersuchungen an Gefäßprothesen in Einklang zu bringen. Es steht noch eine prospektive Studie aus, die plättchenszintigraphisch die Befunde von low dose-ASS gegen high dose-ASS behandelte Patienten miteinander vergleicht.

Risikofaktoren

Obwohl bekannt ist, daß der erhöhte Blutdruck (Cole u. Yates 1968), Diabetes mellitus und Hypercholesterinämie Risikofaktoren sind, die zu arteriosklerotischen Gefäßveränderungen führen und mit einer erhöhten Schlaganfallsinzidenz verbunden sind, fand sich bei unseren Patienten keine Beziehung zwischen der Häufigkeit von pathologischen Plättchenanreicherungen bei einem oder mehreren Risikofaktoren. Vor allem die Daten der "Framingham-Studie" (Kannel et al. 1970, 1974) konnten den Hypertonus als wichtigsten Risikofaktor für die Entwicklung von Hirninfarkten identifizieren. Der erhöhte Blutdruck fördert nicht nur die Entwicklung von arteriosklerotischen Veränderungen der großen Gefäße, sondern kann auch die kleinen und mittelkalibrigen intracerebralen Gefäße verändern und eine hypertensive Encephalopathie mit lakunären Infarkten (Fisher 1982) zur Folge haben. Bei den von uns untersuchten Schlaganfallpatienten hatten 60 (35 %) einen Hypertonus, der behandlungsbedürftig war. Die Korrelation zu den PSZ-Befunden ergab, daß sich prozentual nicht mehr pathologische Plättchenanreicherungen bei Patienten mit Hypertonus - verglichen mit Patienten ohne Hypertonus - fanden. In einer angiographischen Untersuchung von Hirntumorpatienten, die zusätzlich an Hypertonus litten, fanden Harrison und Marshall (1975) in diesem Patientenkollektiv kein erhöhtes Auftreten von Arteriosklerose der Halsgefäße. Sie schlossen daraus, daß der Effekt des Hypertonus auf die großen Gefäße eher gering sei und diskutierten ein polyätiologisches Entstehen von extrakraniellen Gefäßläsionen.

Bei der Auswertung der vorliegenden Daten ergab sich ebenfalls keine signifikant erhöhte Anzahl von positiven Szintigrammen bei Patienten mit Diabetes mellitus und Hypercholesterinämie. Auch das gleichzeitige Vorhandensein von mehreren Risikofaktoren war nicht mit einem gehäuften Auftreten von pathologischen Plättchenszintigrammen korreliert. Dies steht im Widerspruch zu den Ergebnissen von Ladurner et al. (1987), die bei TIA-Patienten in Abhängigkeit von der Schwere des Angiographiebefundes einen erhöhten Cholesterin- und Triglycerid-Spiegel fanden. Aus Tierbefunden ist bekannt, daß Fettstoffwechselstörungen die Entstehung der Arteriosklerose fördern und plättchenszintigraphisch im Bereich dieser arteriosklerotischen Läsionen erhöhte Plättchenablagerungen nachweisbar sind. Andererseits fanden Clagett et al. (1983) keine signifikant erhöhte Restenosierungsrate nach der Karotisoperation bei Patienten mit Hypercholesterinämie, verglichen mit operierten normolipämischen Patienten. Eine endgültige Aussage über den Einfluß der erhöhten Blutfette auf die Ergebnisse der 111-In- Plättchenszintigraphie läßt sich aus den vorliegenden Daten noch nicht treffen. Hierfür sind noch weitere Untersuchungen, vor allem unter Berücksichtigung der unterschiedlichen, durch Lipidelektrophorese differenzierbaren Fettfraktionen und Cholesterinfraktionen erforderlich.

Kardiale Hirnembolie

Caplan et al. (1983) werteten die Daten von 540 Patienten eines Schlaganfallregisters aus und fanden bei 127 (23,5 %) Hinweise auf eine kardiale Hirnembolie. Die echokardiographische Untersuchung konnte zwar in einem großen Teil indirekt Zeichen für das Vorliegen einer Emboliequelle erbringen (Klappenvitium, akinetische Segmente des Myokards, Endokarditis), der direkte Thrombusnachweis gelang jedoch nur in 7 Fällen. Einmal fand sich ein Vorhofmyxom, Vorhofthromben jedoch in keinem Fall. Andere Autoren fanden eine ähnlich niedrige Quote an positiven kardialen Thrombusnachweisen mittels des 2d-E bei Patienten mit dem klinischen Verdacht auf eine kardiale Hirnembolie (Lovett et al. 1981; Robbins et al. 1983). Da sich jedoch beim eindeutigen Nachweis einer kardialen Hirnembolie wichtige therapeutische Konsequenzen ergeben, die von Langzeitantikoagulation bis zur offenen Herzoperation reichen, erscheinen diese Ergebnisse der zweidimensionalen Echokardiographie sehr unbefriedi-

gend. Hinzu kommt, daß Schlaganfallpatienten häufig sowohl arteriosklerotische Veränderungen der hirnversorgenden Gefäße als auch
eine coronare Herzerkrankung oder andere Herzerkrankungen haben.
Es ist somit sowohl nach klinischen Kriterien (Ramirez-Lassepaz et
al. 1987) als auch aufgrund der morphologischen Ultraschallbefunde
äußerst schwierig, die Ursache des Schlaganfalls zweifelsfrei zu bestimmen. Die hier vorliegenden Ergebnisse der Herzszintigraphie mit
111-In-markierten Blutplättchen zeigen eine große Übereinstimmung
mit den Befunden anderer Untersucher, die jedoch bei Patienten mit
Herzerkrankungen durchgeführt wurden (Ezekowitz et al. 1981;
Stratton u. Ritchie 1984). Es wurde von allen Untersuchern die hohe
Spezifität der PSZ bei der Diagnose von kardialen Thromben festgestellt. In keiner der vorliegenden Studien gab es eine nennenswerte
Anzahl von falsch positiven Befunden. Wir haben in unserem Kollektiv bei herzgesunden Patienten ebenfalls keinen einzigen positiven Befund erheben können. Die Möglichkeit, auch Vorhofthromben ohne
größeren Aufwand und ohne zusätzliche Belastung für die Patienten
diagnostizieren zu können, ist ein wesentlicher Vorteil dieser Untersuchung. In der vorliegenden Patientengruppe von 28 Patienten mit dem
klinischen Verdacht auf eine kardiale Hirnembolie hat die 2d-E in nur
3 Fällen einen ventrikulären Thrombus (11 %) diagnostizieren können. Dies ist prozentual gesehen sogar mehr als in der Caplan-Studie,
in der in 5,5 % kardiale Thromben nachgewiesen werden konnten. Bei
unseren Patienten konnte das Plättchenszintigramm in 6 zusätzlichen
Fällen ventrikuläre Thromben nachweisen, viermal bei Patienten mit
einem völlig normalen Herzecho. Thrombotische Auflagerungen im
Bereich der Herzklappen und im Vorhof sind ebenfalls mit der 2d-E
sehr schwer zu diagnostizieren. Ursache hierfür sind anatomische
Gründe, die das Einsehen in den linken Vorhof erschweren, zudem
sind wandständige Thromben in ihrer Dichte vom fließenden Blut im
Ultraschall nur sehr schwer zu unterscheiden. Mit der PSZ gelang der
Nachweis von Vorhofthromben zweimal bei Patienten mit Vorhofflimmern und einmal bei einem Patienten mit einer Kardiomyopathie. Ezekowitz et al. (1983) konnten in einem ähnlichen Fall den
szintigraphischen Befund mit der transoesophagalen Echokardiographie bestätigen. Bei einem weiteren Patienten fand sich im Bereich
der Klappenebene eine pathologische Anreicherung und hier ergab
sich die Möglichkeit der operativen Bestätigung des szintigraphischen
Befundes.

Eine wichtige Frage ergibt sich in Hinblick auf die klinische
Wertigkeit des Mitralklappenprolapses. Einerseits findet sich diese
Klappenveränderung gehäuft bei jungen Patienten mit Schlaganfall
(Barnett et al. 1976; Scharf et al. 1982), andererseits ließ sich umge-

kehrt bei der Nachbeobachtung einer größeren Gruppe von Patienten mit Mitralklappenprolaps kein erhöhtes Insultrisiko nachweisen (Jones et al. 1982). Es ist jedoch bekannt, daß bei körperlicher Anstrengung sowohl das Ausmaß des Mitralklappenprolapses als auch die Aggregationsneigung der Blutplättchen bei Patienten zunimmt (Hossmann u. Griebener 1987). Hierbei ergeben sich eine ganze Reihe von klinisch relevanten Fragen, bei deren Lösung das PSZ hilfreich sein kann (siehe hierzu auch Fallbeschreibung 5). Bei unseren 27 Patienten mit dem klinischen Verdacht auf eine kardiale Hirnembolie waren 9 jünger als 46 Jahre und bei 5 dieser 9 Patienten ließ sich ein kardialer Thrombus positiv nachweisen. Dieses Ergebnis zeigt, daß das Plättchenszintigramm einen großen Stellenwert bei der Diagnostik von jugendlichen Schlaganfallpatienten einnimmt.

Wie bei der Szintigraphie der Karotiden bedeutet ein negatives Ergebnis der Plättchenszintigraphie am Herzen nicht, daß kein kardialer Thrombus vorhanden ist, sondern lediglich, daß der Thrombus keine Plättchen aufnimmt. Somit macht das PSZ die Echountersuchung des Herzens nicht überflüssig, sondern komplettiert diese um einen funktionellen Parameter. Der Vorteil ist, daß auch kleinere Areale von thrombogenen Myokardbezirken sichtbar gemacht werden können. Wir verwenden zur Herzszintigraphie die sogenannte "wash out"-Methode, wie sie auch von Ezekowitz et al. (1981) empfohlen wurde. Die störende Hintergrundaktivität, die am Herzen besonders groß ist, wird dadurch eliminiert, daß man einen späten Zeitpunkt zur Herzaufnahme wählt (72 Stunden). Zu diesem Zeitpunkt hat die zirkulierende Plättchenaktivität deutlich abgenommen. Der Thrombus nimmt während dieser Zeit zunehmend die zirkulierenden Blutplättchen auf. Diese Methode hat allerdings den Nachteil, daß eine Quantifizierung der plättchengebundenen Aktivität, wie sie z.B. für Therapiestudien notwendig ist, nicht möglich ist. Verheugt et al. (1984) verwendeten für die Herzszintigraphie eine Doppelisotopen-Technik, wie sie von uns in der Halsregion angewandt wurde. Dieses Verfahren erlaubt auch visuell nicht sichtbare Thromben, die von der zirkulierenden Radioaktivität überstrahlt werden, rechnerisch zu erfassen. Mit dieser Technik kann wesentlich besser eine Kontrolle der Medikamentenwirkung auf die kardialen Thromben erfolgen, so daß zu fragen ist, ob die negativen Ergebnisse von Ezekowitz et al. (1981), die die Wirkung von Medikamenten auf kardiale Thromben prüfte, nicht dadurch bedingt sind, daß sie die "wash out"-Methode ohne Quantifizierung der Plättchenaktivität im Herzbereich benutzten.

Insgesamt erscheint die Szintigraphie des Herzens mit der 111-In-Plättchenszintigraphie eine sichere Möglichkeit zu sein, kardiale Emboliequellen zu identifizieren. Bei Schlaganfallpatienten ist nach einmaliger Gabe von radioaktiv markierten Plättchen die Szintigraphie der Halsgefäße und des Herzens gleichzeitig möglich, so daß eine mögliche Emboliequelle identifiziert werden kann.

IV. ZUSAMMENFASSUNG

Blutplättchen lassen sich mit Indium-111 markieren, ohne daß ihre Fähigkeit abnimmt, an thrombotischen Prozessen teilzunehmen. In den letzten Jahren hat die Szintigraphie mit 111-In-markierten Blutplättchen eine zunehmende Anwendung in der Angiologie, Kardiologie und Hämatologie gefunden. Um nachzuprüfen, welche diagnostische Wertigkeit diese nichtinvasive Methode der Diagnostik bei Patienten mit cerebrovaskulären Erkrankungen besitzt, wurde die Thrombozytenszintigraphie bei 171 Schlaganfallpatienten durchgeführt. Bei allen Patienten wurden 24 Stunden nach Injektion der radioaktiv markierten Blutplättchen szintigraphische Aufnahmen der Halsgefäße vorgenommen. Bei 92 Patienten erfolgte zur Bestimmung des zirkulierenden Blutpools und zur Quantifizierung der plättchengebundenen Aktivität eine Doppelisotopen-Szintigraphie, die aus der gleichzeitigen Registrierung von 111-In- Aktivität und erythrozytengebundener 99m-Tc-Aktivität besteht. Um eventuelle kardiale Emboliequellen nachweisen zu können, wurde zusätzlich bei 42 Patienten eine Szintigraphie des Herzens vorgenommen. Bei 28 dieser Patienten bestand klinisch der dringende Verdacht auf eine kardiale Hirnembolie.

Im Bereich der Karotiden fanden sich bei 88 Patienten insgesamt 108 pathologische Anreicherungen, 78 auf der klinisch betroffenen und 30 auf der asymptomatischen Seite. Hinsichtlich der Häufigkeit pathologischer Befunde ergab sich kein Unterschied in bezug auf das Geschlecht der Patienten. Ebensowenig hatten die Risikofaktoren Hypertonus, Diabetes mellitus oder Hyperlipidämie einen Einfluß auf das Ergebnis der Untersuchung. Signifikant häufiger fanden sich jedoch pathologische Plättchenanreicherungen bei Patienten mit transitorisch ischämischen Attacken verglichen mit Patienten mit einem kompletten Schlaganfall. Der Vergleich mit dem angiographischen Befund zeigte, daß auf der symptomatischen Seite pathologische Plättchenanreicherungen besonders häufig im Bereich von niedergradigen und hämodynamisch noch nicht wirksamen arteriosklerotischen Veränderungen gelang. Allerdings zeigte die quantitative Errechnung eines Plättchenakkumulations-Index (PAI) keinen Unterschied zwischen angiographisch glatten und ulcerierten Gefäßveränderungen. Ein Vergleich mit B-Bild-Ultraschallbefunden zeigte, daß ausgedehnte Plaques mit inhomogenem Binnenecho besonders häufig mit pathologischen Plättchenanreicherungen assoziiert waren. Diese Befunde konnten histologisch anhand von Operationspräparaten von 12 Patienten bestätigt werden, bei denen unmittelbar vor einer Karotisoperation eine Plättchenszintigraphie durchgeführt wurde. Bei der visuellen Auswertung ergab sich in bezug auf die Häufigkeit pathologischer Szintigramme kein relevanter Unterschied in bezug auf die unterschiedliche Therapie der Patienten. Allerdings zeigte die PAI-Auswertung eine deutliche Reduktion der plättchengebundenen Aktivität bei Aspirin-behandelten Patienten.

Die Herzszintigraphie ergab insgesamt bei den 42 untersuchten Patienten 14 pathologische Plättchenanreicherungen, 5 im Bereich der Klappen- bzw. Vorhofebene und 9 im linken Ventrikel. Alle 14 Befunde konnten in der Patientengruppe erhoben werden, bei der klinisch der dringende Verdacht auf eine kardiale Hirnembolie bestand. Von diesen 28 Patienten hatten nur 2 zusätzlich pathologische Befunde im Karotisbereich. Im Gegensatz hierzu hatte keiner der 14 herzgesunden Patienten mit Karotisstenosen ein pathologisches Plättchenszintigramm, jedoch 9 Plättchenanreicherungen im Karotisbereich.

Insgesamt zeigt sich eine gute Korrelation der Karotisszintigramme in bezug auf die klinische Symptomatik, das häufigere Auftreten pathologischer Szintigramme im Bereich von niedergradigen Stenosen läßt sich pathogenetisch dahingehend deuten, daß hier häufig arterielle Embolien Ursache des stattgefundenen Schlaganfalls waren. Zudem konnte die vorliegende Untersuchung Hinweise dafür geben, daß mit Hilfe der Plättchenszintigraphie biologisch aktive und unstabile Plaques von ruhenden und stabilen Plaques unterschieden werden können. Die Möglichkeit der Quantifizierung der Plättchenüberschusses im Bereich des betroffenen Gefäßes ergibt eine Kontrollmöglichkeit des Medikamenteneffektes bei Therapie mit Plättchenaggregationshemmern. Diese Frage ist von großer klinischer Bedeutung und sollte in Zukunft weitgehender untersucht werden. Schließlich erlaubt die gleichzeitige Szintigraphie von Herz und Karotiden die Identifizierung einer möglichen Emboliequelle. Die Herzplättchenszintigraphie hat sich als sichere Methode erwiesen, intrakardiale Thromben nachzuweisen.

LITERATUR

Aas KA, Gardner FH (1985) Survival of blood platelets labeled with chromium. J Clin Invest 37: 1257-1268

Achson J, Danta G, Huchinson EL (1969) Controlled trial of dipyridamol in cerebral vascular disease. Br Med J 1:614-615

Acker JD, Cole CA, Mauney KA, Joly DM, Machim JE (1986) Duplex carotid ultrasound. Neuroradiology 28: 608-617

Ackerman RH (1980) Non-invasive carotid evaluation. Stroke 11: 675-678

Adam W, Heimpel H, Kratt E (1969) Die Bestimmung der Thrombozytenlebenszeit mit 51-Cr. Blut 14: 337-346

Adams HP, Kassell NF, Mazuz H (1984) The patient with transient ischemic attacks - Is this the time for a new therapeutic approach? Stroke 15: 371-375

Adams HP, Butler MJ, Biller J, Toffol GJ (1986) Nonhemorrhagic cerebral infarction in young adults. Arch Neurol 43: 793-796

American-Canadian Cooperative Study Group (1985) Persantine-Aspirin trial in cerebral ischemia. Part II: Endpoint results. Stroke 16: 406-415

American-Canadian Cooperative Study Group (1986) Persantine-Aspirin trial in cerebral ischemia. Part III: Risk factors for stroke. Stroke 17: 12-18

Archie JP, Feldtman RW (1981) Critical stenosis of the internal carotid artery. Surg 89: 69-70

Asinger WR, Mikell FL, Elsperger J, Hodges M (1981) Incidence of left-ventricular thrombosis after acute transmural myocardial infarction - serial evaluation by two-dimensional echocardiography. New Engl J Med 305: 297-302

Aspirin Myocardial Infarction Study Research Group (1980) A randomized, controlled trial of aspirin in persons recovered from myocardial infarction. JAMA 243: 661-671

Baker JRJ, Butler KD, Eakins MN, Pay GF, White AM (1982) Subcellular localization of 111In in human and rabbit platelets. Blood 59: 351-359

Barnett HJM, Jones MW, Boughner DR, Kostuk W (1976) Cerebral ischemic events associated with prolapsing mitral valve. Arch Neurol 33: 777-783

Barnett HJM, Plum F, Walton JN (1984) Carotid endarterectomy - An expression of concern. Stroke 15: 941-943

Baumgartner HR, Tschopp TB, Weiss HJ (1977) Platelet interaction with collagen fibrils in flowing blood. II. Impaired adhesion - aggregation in bleeding disorders: A comparison with subendothelium. Thromb Haemat 37: 17-28

Bernard P, Benichou M, Coornaert S, de Laforte C, Serradimigni A (1982) Detection of intra-cardiac thrombi by 111-Indium autologous platelets: Role of heparin therapy. In: Raynaud C (Ed) Proceedings of the 3rd World Congress of Nuclear Medicine and Biology. Pergamon Press, Paris,1982, pp 2381-2384

Bernard P, Bazan M, de Laforte C (1986) Labeled platelets in the detection of the thrombotic process. Int J Rad Appl Instrum 13: 165-171

Biller J, Johnson MR, Adams HP, Kerber RE, Toftol GJ, Butler MJ (1986) Echocardiographic evaluation of young adults with nonhemorrhagic cerebral infarction. Stroke 17: 608-612

Blackwood W, Hallpike JF, Kocen RC, Mair WGP (1969) Atheromatous disease of the carotid arterial system and embolism from the heart in cerebral infarction: A morbid anatomical study. Brain 92: 897-910

Bousser MG, Eschwege E, Haguenau M, Lefauconnier JM, Thibult N,Touboul D, Touboul PJ (1983) "AICLA"Controlled trial of aspirin and dipyridamole in the secondary prevention of athero-thrombotic cerebral ischemia. Stroke 14: 5-15

Breddin K, Loew D, Lechner K, Überla K, Walter E (1980) Secondary prevention of myocardial infarction: Acomparison of acetyl-salicylic acid, placebo and phenprocoumon. Haemostasis 9: 325-331

Bridgers SL, Strauss E, Smith EO, Reed D, Ezekowitz MD (1986) Demonstration of superior sagittal sinus thrombosis by Indium-111 platelet scintigraphy. Arch Neurol 43: 1079-1081

Brott T, Thalinger K (1984) The practice of carotid endarterectomy in a large metropolitan area. Stroke 15:950-955

Buchanan MR, Dejana E, Cazenava J-P, Richardson M, Mustard JF, Hirsh J (1980) Differences in inhibition of PG I_2 production by aspirin in rabbit artery and vein segments. Thromb Res 20: 447-460

Büdingen HJ, v Reutern GM, Freund HJ (1982) Doppler-Sonographie der extrakraniellen Hirnarterien. Grundlagen, Methodik, Fehlermöglichkeiten, Ergebnisse. Georg Thieme-Verlag, Stuttgart, New York

Burch JW, Baenzinger NL, Stanford N, Majerus PW (1978) Selective cumulative inhibition of platelet thromboxane production by low-dose aspirin in healthy subjects. Proc Natl Acad Sci 75: 5181-5184

Canadian Cooperative Study Group (1978) A randomized trial of aspirin and sulfinpyrazone in threatened stroke. New Engl J Med 299: 53-59

Caplan LR, Hier DB, D'Cruz JD (1983) Cerebral embolism in the Michael Reese Stroke Registry. Stroke 14: 530-536

Carson NS, Demling RH, Esquivel CO (1981) Aspirin failure in symptomatic atherosclerotic carotid artery disease. Surgery 90: 1084-1092

Cartlidge N, Whisnant J, Elvebach L (1977) Carotid and vertebral basilar transient cerebral ischemic attacks: A community study. Mayo Clin Proc 53: 117-120

Cazenare JP, Packham MA, Guccione MA, Mustard JF (1975) Inhibition of platelet adherence to damage surface of rabbit aorta. J Lab Clin Med 86: 551-567

Chambers BR, Norris JW (1984) The case against surgery for asymptomatic carotid stenosis. Stroke 15: 964-967

Chambers BR, Norris JW (1986) Outcome in patients with asymptomatic neck bruits. New Engl J Med 315: 860-865

Chappin MA, Ross JF (1942) The determination of the true cell volume by protein dilution and with radioactive iron. The error of the centrifuge hematocrit. Am J Physiol 137: 447-455

Chiari A (1905) Über das Verhalten des Teilungswinkels der Carotis communis bei der Endarteriitis chronica deformans. Verh Dtsch Ges Path 9: 326-330

Christenson JT, Arvidsson D, Thörne O, Olsson PI, Norgren L, Strand SE (1983) A comparison of two methods of labelling autologous platelets with 111-In-oxine in five different species. Eur J Nucl Med 8: 389-392

Clagett PG, Rich NM, McDonald PT, Salander JM, Youkey JR, Olson DW, Hutton JE (1983) Etiologic factors for recurrent carotid artery stenosis. Surgery 93: 313-318

Cole FM, Yates PO (1986) Comparative incidence of cerebrovascular lesions in normotensive and hypertensive patients. Neurology 18: 255-259

Comerfold J, Dowsett G, Kennedy J, Ennis J, Bouchier-Hayes D (1986) 111-Indium labelled platelet scanning in the diagnosis of microembolic disease: a prospective study. Ir J Med Sci 155: 121-122

Cooley H, Gardner FH (1965) The use of selenmethionine (75-Se) as a label for canine and human platelets. J Clin Invest 44: 1036-1037

Croft RJ, Ellam LD, Harrison MJG (1980) Accuracy of carotid angiography in the assessment of atheroma of the internal carotid artery. Lancet 1: 997-1000

Cunningham DA, Kumar B, Siegel BA, Gilula LA, Totty WG, Welch MJ (1984) Aspirin inhibition of platelet deposition at angioplasty sites: Demonstration by platelet scintigraphy. Radiology 151: 487-490

Dalldorf FG, Pate DH, Langdell RD (1968) Pulmonary capillary thrombosis in experimental pneumococcal septicemia. Arch Pathol 85: 149-156

Danese LA, Voleti CD, Weiss HJ (1971) Protection by Aspirin against experimentally induced arterial thrombosis in dogs. Tromb Diath Haemorrh 25: 288-296

Danpure HJ, Osman S, Brady F (1982) The labelling of blood cells in plasma with 111-In-tropolonate. Br J Radiol 55: 247-249

Danpure HJ, Saverymuttu SH, Osman S, Brady F, Lavender JP (1983) Tropolone, the favourite ligant for cell labelling? Eur J Nucl Med 8: 461-462

Dorndorf W, Gänshirt H (1972) Klinik der arteriellen zerebralen Gefäßverschlüsse. In: Gänshirt H (Hrsg.) Der Hirnkreislauf. Thieme Verlag, Stuttgart, New York, S 512

Davis HH, Heaton WA, Siegel BA, Mathias CJ, Joist JH, Sherman LA,Welch MJ (1978) Scintigraphic detection of atherosclerotic lesions and venous thrombi in man by Indium-111-labelled autologous platelets. Lancet 2: 1183-1187

Davis HH, Siegel BA, Sherman LA, Heaton WA, Naidich TP, Joist JH,Welch MG (1980) Scintigraphic detection of carotid athero-sclerosis with Indium-111-labeled autologous platelets. Circulation 61: 982-988

DeCaterina R, Gianessi D, Bernini W, Gazzetti P, Michelassi C, L'Abbate A, Donato L, Patrignani P, Filabozzi P, Patrono L (1985) Selective inhibition of thromboxane-related platelet function by low-dose Aspirin in patients after myocardial infarction. Am J Cardiol 55: 586-590

Dewanjee MK, Rao SA, Didisheim P (1981) Indium-111-tropolone, a new high-affinity platelet label: Preparation and evaluation of labeling parameters. J Nucl Med 22: 981-987

Dewanjee MK, Fuster V, Rao SA, Forshaw PL, Kaye MP (1983) Noninvasive radioisotopic technique for detection of platelet deposition in mitral valve prostheses and quantitation of visceral microembolism in dogs. Mayo Clin Proc 58:307-314

Dewanjee MK (1984) Cardiac and vascular imaging with labeled platelets and leukocytes. Sem Nucl Med 3: 154-187

Dewanjee MK, Solis E, Mackey ST, Gonzales G, Chesebro JH, Kaye MP (1986) Quantification of platelet and fibrinogen deposition on PTFE and vein grafts in dogs and the effect of vitamin E on graft thrombosis in the acute phase. Trans Am Soc Artif Organs 32: 187-192

Diener HC, Sebolt H, Dichgans J, Andris M, Springer G, Baiker R (1983) Stenosen und Verschlüsse der extrakraniellen Arterien. Feldstudie an unausgewählten Personen und bei Patienten mit Claudicatio intermittens. Dtsch Med Wschr 108: 496-500

Dougherty JH, Levy DE, Weksler BB (1977) Platelet activation in acute cerebral ischemia: Serial measurement of platelet function in cerebrovascular disease. Lancet 1: 821-823

Durward QJ, Ferguson GG, Barr HWK (1982) The natural history of asymptomatic carotid bifurcation plaques. Stroke 13:459-464

Dyken ML, Kolar OJ, Jones FH (1973) Differences in the occurrence of carotid transient ischemic attacks associated with anti-platelet aggregation therapy. Stroke 4: 732-736

Dyken ML (1983) Transient ischemic attacks and aspirin, stroke and death, negative studies and type II error. Stroke 14:2-5

Dyken ML, Pokras R (1984) The performance of endarterectomy for disease of the extracranial arteries of the head. Stroke15: 948-955

Easton JD, Sherman DG (1977) Stroke and mortality rate in carotid endarterectomy: 228 consecutive operations. Stroke 8: 565-568

Eisenberg RL, Nemzek WR, Moore WS, Mani RL (1978) Relationship of transient ischemic attacks and angiographically demonstrable lesions of carotid artery. Stroke 8:483-486

Eisenberg RL, Mani RR (1979) Clinical and arteriographic comparison of amaurosis fugax with hemispheric transient ischemic attacks. Stroke 9: 254-255

Ercius MS, Chandler WF, Ford JW, Swanson DP, Burke JC (1984) Effect of different aspirin doses on arterial thrombosis after canine carotid endarterectomy: A scanning electron microscope and Indium-111-labeled platelet study. Neurosurgery 14: 198-203

Evans G (1972) Effect of drugs that suppress platelet surface interaction on incidence of amaurosis fugax and transient cerebral ischemia. Surg Forum 23: 239-241

Ezekowitz MD, Cox AC, Smith EO, Taylor FB (1981) Failure of aspirin to prevent incorporation of indium-111-platelets into cardiac thrombi in man. Lancet 2: 440-443

Ezekowitz MD, Leonard JC, Smith EO, Allen EW, Taylor FB (1981) Identification of left ventricular thrombi in man using Indium-111-labeled autologous platelets. A preliminary report. Circulation 63: 803-810

Ezekowitz MD, Smith EO, Rankin R, Harrison LH, Kraus HF (1983) Left atrial mass: Diagnostic value of transesophageal 2-dimensional echocardiography and indium-111 platelet scintigraphy. Am J Cardiol 51: 1563-1564

Ezekowitz MD, Burrow RD, Heath PW, Streitz T, Smith ED, Parker DE (1983) Diagnostic accuracy of Indium-111 platelet scintigraphy in identifying left ventricular thrombi. Am J Cardiol 51: 1712-1716

Ezekowitz MD, Zaret BL (1984) Indium-111 platelet scintigraphy, a technique whose time has come. Int J Cardiol 5: 118-123

Fairfax AJ, Lambert CD, Leatham A (1976) Systemic embolism in chronic sinoatrial disorder. N Engl J Med 295:190-192

Fedullo PF, Moser KM, Moser KS, Konopka R, Hartmann MT (1982) Indium-111-labeled platelets: effects of heparin on uptake by venous thrombi and relationship to the activated partial thromboplastin time. Circulation 66: 632-637

Fehrentz D (1981) Strahlenschutz. In: Becker J, Kuhn HM, Wenz W, Willich E (Hrsg.): Kursus Radiologie und Strahlenschutz. Springer Heidelberg, Berlin, New York, S. 316

Fenech A, Hussey JK, Smith FW, Dendy PP, Bennett B, Douglas AS (1980) Diagnosis of aortic aneurysm using autologous platelets labelled with indium-111. Br Med J 282: 1122

Fields WS, Maslenikow V, Meyer JS, Hass WK, Remington RD, Macdonald (1970) Joint study of extracranialarterial occlusion. V. Progress report of prognosis following surgery or nonsurgery treatment for transient ischemic attacks and cervical carotid artery lesions. JAMA 211:1993-2003

Fields WS, Lemak NA, Frankowski RF, Hardy RJ, Bigelow RH (1980) Controlled trial of aspirin in cerebral ischemia.Circulation 62 (Suppl V) V90-V96

Findlay JM, Longheed WM, Gentili F, Walker PM, Glynn MFX, Houle S (1985) Effect of perioperative platelet inhibition on post-carotid endarterectomy mural thrombus formation. - Results of a prospective randomized controlled trial using aspirin and dipyridamole in humans. J Neurosurg 63: 693-698

Finklestein S, Miller A, Callahan RJ, Fallon JT, Godley F, Feldman BL, Hinton RC, Roberts AB, Strauss HW,Lees RS (1982) Imaging of acute arterial injury with 111-In-labeled platelets: A comparison with scanning electron micrographs. Radiology 145: 155-159

Fisher CM (1951) Occlusion of the internal carotid artery. Arch Neurol Psychiat 65: 346-377

Fisher CM (1959) Observations of the fundus oculi in transient monocular blindness. Neurology 9: 333-347

Fisher CM (1982) Lacunar strokes and infarcts. A review. Neurology 32: 871-876

Fitzgerald GA, Oats JA , Hawiger J, Maas RL, Roberts LJ, Lawson JA, Brash AR (1983) Endogenous biosynthesisof prostacyclin and thromboxane and platelet function during chronic administration of aspirin in man. J Clin Invest 71: 676-688

Folts JD, Crowell EB, Rowe GG (1976) Platelet aggregation in partially obstructed vessels and its elimination with aspirin. Circulation 54: 365-370

Friedman RJ, Stemerman MB, Wenz B, Moore S, Gauldie J, Gent M, Tiell ML, Spaet TH (1977) The effect of thrombocytopenia on experimental arteriosclerotic lesion formation in rabbits. J Clin Invest 60: 1191-1201

Fuster V, Dewanjee MK, Kaye MP, Josa M, Metke MP, Chesebro JH (1979) Noninvasive radioisotopic technique for detection of platelet deposition in coronary artery bypass grafts in dogs and its reduction with platelet inhibitors. Circulation 60: 1508-1512

Fuster V, Chesebro JH (1981) Antithrombotic therapy: Role of platelet inhibitor drugs. 1. Current concepts of thrombo-genesis: Roles of platelets. Mayo Clin Proc 56: 102-112

deGaetano G, Gerletti C, Bertele V (1982) Pharmacology of antiplatelet drugs and clinical trials on thrombosis prevention: A difficult link. Lancet 2: 974-977

Gaidusek CM, DiCorletto P, Ross R, Schwartz SM (1980) An endothelial derived growth factor. J Cell Biol85: 467-472

Genton E, Gent M, Hirsh J, Harker LA (1975) Platelet-inhibiting drugs in the prevention of clinical thrombotic disease (First of three parts). N Engl J Med 293: 1174-1240

Gessner FB (1973) Hemodynamic theories in atherogenesis. Circ Res 33: 259-266

Goedemans WT (1982) Indium-111 tropolone versus oxine. J Nucl Med 23: 455 (letter)

Goldman M, Leung JO, Aukland A, Hawker RJ, Drolc Z, McCollum CN (1983) 111-Indium platelet imaging, Doppler spectralanalysis and angiography compared in patients with transient cerebral ischemia. Stroke 14: 752-756

Goldman M, Hall C, Dykes J, Hawker J, McCollum CN (1983) Does 111-Indium-platelet deposition predict patency in prosthetic arterial grafts? Br J Surg 70: 635-638

Goldman M: Platelet scintigraphy of the carotid arteries (1990). In: Kessler Ch, Hardeman MR, Henningsen H, Petrovici JN (Eds) Clinical applications of radiolabeled platelets. Kluwer Academic Publishers, Dordrecht

Goodwin DA, Bushberg JT, Doherty PW, Lipton MJ, Conley FK, Diamanti CJ, Meares CF (1978) Indium-111-labeled autologous platelets for location of vascular thrombi in humans. J Nucl Med 19: 626-634

Gresele P, Zoja C, Deckmyn H, Arnout J, Vermylen J, Verstraete M (1983) Dipyridamole inhibits platelet aggregation in whole blood. Thromb Diath 50: 852-861

Grossman ZD, Wistow BW, McAffee JG, Supramanian G, Thomas FD, Henderson RW, Rohner RF, Roskopf ML (1978)Platelets labeled with oxine complexes of Tc-99m and In-111. Part 2. Localisation of experimentally induced vascular lesions. J Nucl Med 19: 488-491

Grotemeyer KH, Hofferberth B (1985) Zirkulierende Plättchenaggregate bei Patienten mit akuten ischämischen und sogenannten chronischen cerebrovaskulären Störungen. Dtsch Med Wschr 110: 256-258

Grünwald J, Handenschild CC (1984) Intimal injury in vivo activates smooth muscle cell migration and explant outgrowth in vitro. Arteriosclerosis 4: 183-188

Gryglewski RJ, Nowak S, Kostka-Trabka E, Kusmiderski J, Dembinska-Kiec A, Bieron K, Basista M, Blaszczyk B (1983) Treatment of ischemic stroke with prostacyclin. Stroke 14: 197-202

Gunning AJ, Pickering GW, Robb-Smith AHT, Ross Russel R (1964) Mural thrombus of the internal carotid artery and subsequent embolism. Q J Med 1964, 33: 155-195

Habenicht AJR, Goering M, Schettler G (1984) Neue Aspekte der Biochemie und Biologie der Arterienwand. Klin Wochenschr 62: 241-253

Hamberg M, Svensson J, Samuelsson B (1975) Thromboxanes: A new group of biologically active compounds derived from prostaglandin endoperoxides. Proc Nat Acad Sci 72: 2994-2997

Handin RJ, McDonough M, Lesch M (1978) Elevation of platelet factor 4 in acute myocardial infarction:measurement by radio-immunoassay. J Lab Clin Med 91: 340-349

Hanson SR, Paxton LD, Harker LA (1986) Iliac artery mural thrombus formation. Effect of antiplatelet therapy on 111-In-platelet deposition in baboons. Arteriosclerosis 6:511-518

Hardeman MR (1982) Tropolone, the favourite ligand for cell labelling? Eur J Nucl Med 7: 528-529

Hardeman MR: Platelet isolation techniques and viability testing (1990). In: Kessler Ch, Hardemann MR, Henningsen H, Petrovici J-N (Eds) Clinical applications of radiolabeled platelets. Kluwer Academic Publishers, Dordrecht

Harker LA, Slichter SJ, Scott CR, Ross R (1974) Homocystinemia: Vascular injury and arterial thrombosis. N Eng J Med 291:537-543

Harker LA, Slichter SJ, Sauvage LR (1977) Platelet consumption by arterial prostheses: the effect of endothelialization and pharmacologic inhibition of platelet function. Am Surg 186: 594-600

Harker LA, Ritchie JL (1980) The role of platelets in acute vascular events. Cirulation 62 (Suppl V) V13-V18

Harker LA (1986) Clinical trials evaluating platelet-modifying drugs in patients with atherosclerotic cardiovascular disease and thrombosis. Circulation 73: 206-223

Harrison MJG, Marshall J (1975) The results of carotid angiography in cerebral infarction in normotensive and hypotensive subjects. J Neurol Sci 24: 243-250

Harrison MJG, Wilson LA (1983) Effect of blood pressure on prevalence of carotid atheroma. Stroke 14: 550-551

Harrison MJG, Marshall J (1984) Atrial fibrillation, TIAs and completed strokes. Stroke 15: 441-442

Hart GR, Coull BM, Hart D (1983) Early recurrent embolism associated with nonvalvular atrial fibrillation:A retrospective study. Stroke 14: 688-693

Harter HR, Burch JW, Majerus PW, Stanford N, Delmer JA, Anderson CB, Weerts CA (1979) Prevention of thrombosis in patients on hemodialysis by low-dose aspirin. New Engl J Med 301:577-579

Hawker RJ, Hawker LM, Wilkinson AR (1978) Use of Indium-111 oxine to label human platelets. Lancet 2: 483

Hawker RJ, Hawker LM, Wilkinson AR (1980) Indium (111-In)-labelled human platelets: Optimal method. Clin Sci 58: 243-248

Hawker RJ, Hall EC, Gunsson BK (1983) Indium-111 tropolone versus oxine. J Nucl Med 24: 367-368

Heaton WA, Davis HH, Welch MJ, Mathias CJ, Joist JH, Sherman LA, Siegel BA (1979) Indium-111: a new radionuclide label for studying human platelet kinetics. Br J Haematol 42: 613-622

Heiss WD (1986) Carotis-Endarteriektomie: Schlaganfallprophylaxe bei symptomatischen und asymptomatischen Stenosen? Dtsch Med Wschr 111: 1867-1868

Hennerici M, Rautenberg W, Mohr S (1982) Stroke risk from symptomless extracranial arterial disease. Lancet 2: 1180-1183

Hennerici M, Rautenberg W, Struck R (1984) Spontanverlauf asymptomatischer Gefäßprozesse der extrakraniellen Hirnarterien. Klin Wochenschr 62: 570-576

Hennerici M, Reifschneider G, Trockel U, Aulich A (1984) Detection of early atherosclerotic lesions by duplex scanning of the carotid artery. J Clin Ultrasound 12: 455-463

Hennerici M, Rautenberg W, Diener H (1986) Operative Behandlung asymptomatischer Carotisstenosen. Dtsch Med Wschr 111: 1619-1620

Henningsen H, Kessler Ch, Reuther R, Steinmetz T, Bihl H, Antalics J, Nemetschek H, Allenberg J (1986)Clinical and histological correlation of Indium-111-Oxine platelet scintigraphic findings. In: Reisner T, Binder H, Deisenhammer E (Eds) Advances in Neuroimaging. Verlag der Wiener Med Akademie, Vienna pp. 114-119

Heyman A, Wilkinson WE, Heyden S, Helms MJ, Bartel AG, Karp HR, Tyroler HA, Hames CG (1980) Risk of stroke in asymptomatic persons with cervical arterial bruits: A population study in Evans County. New Engl J Med 302: 838-841

Heynes KM, Gau GT, Rutherford BD, Kazmier FJ, Frye RL (1973) Effect of Aspirin on brachial artery occlusion following brachial arteriotomy for coronary arteriography. Circulation 47: 554-557

Heyns AD, Loetter MG, Kotze HF, Pieters H, Wessels P (1982) Quantification of in vivo distribution of platelets labeled with indium-111 oxine (letter). J Nucl Med 23: 943-944

Hirsh J (1985) Progress Review: The relationship between dose of aspirin, side-effects and antithrombotic effectiveness. Stroke 16: 1-4

Hossmann V, Griebenow R (1987) Exercise induced changes of platelet function: Hemorrheology and hemodynamics in mitral valve prolapse (MVP). Vortrag: International Symposium on Radiolabeled Platelets, Cologne

Hsu CY, Faught RE, Furlan AJ, Coull BM, Huang DC, Hogan EL, Linet OJ, Yatsu FM (1986) Intravenous Prostacyclin in acute nonhemorrhagic stroke: A placebo-controlled double blind trial. Stroke 18: 352-358

Hudson EM, Ramsey RB, Evatt BL (1981) Subcellular localization of indium-111 in indium-111-labeled platelets. J Lab Clin Med 97: 577-582

Imparato AM, Riles TS, Gorstein F (1979) The carotid bifurcation plaque: Pathological findings associated with cerebral ischemia. Stroke 10: 238-245

Isaka Y, Kimura K, Yoneda S, Kusunoki M, Etani H, Uyama O, Tsuda Y, Abe H (1984) Platelet accumulation in carotid atherosclerotic lesions: semiquantitative analysis with indium-111 platelets and technetium-99m human serum albumin. J Nucl Med 25: 556-563

Isaka Y, Kimura K, Etani H, Uehara A, Uyama O, Yoneda S, Kamada T, Kusunoki M (1986) Effect of Aspirin andTiclopidine on platelet deposition in carotid atherosclerosis: Assessment by Indium-111 platelet scintigraphy. Stroke 17: 1215-1220

Jaffe EA, Weksler BB (1979) Recovery of endothelial cell prostacyclin production after inhibition by low doses of aspirin. J Clin Invest 63: 532-535

Johnson JM, Ansel LA, Morgan S, De Cesare D (1982) Ultrasonographic screening for evaluation and follow-up of carotid artery ulceration. A new basis for assessing risk. Am J Surg 144: 614-618

Joist JH, Baker RK, Thakur ML, Welch MJ (1978) Indium-111-labeled human platelets: Uptake and loss of label and in vitro function of labeled platelets. J Lab Clin Med 92: 829-836

Joist JH, Baker RK (1981) Loss of 111-Indium as indicator of platelet injury. Blood 58: 350-353

Jones HR, Naggar CZ, Seljan MP, Downing LL (1982) Mitral valve prolapse and cerebral ischemic events. A comparison between a neurology population with stroke and a cardiology population with mitral valve prolapse observed in five years. Stroke 13: 451-453

Jones AM, Biller J, Cowley R, Howard G, McKinney WM, Toole JF (1982) Extracranial carotid artery arteriosclerosis: Diagnosis with continuous-wave Doppler and real-time ultrasound studies. Arch Neurol 39: 393-394

Jorgensen L, Torvik A (1966) Ischemic cerebrovascular diseases in an autopsy series. Part 1. Prevalence, location and predisposing factors in verified thromboembolic occlusions and their significance in the pathogenesis of cerebral infarction. J Neurol Sci 3: 490-510

Jorgensen L, Rowsell HC, Hovig T, Mustard JF (1967) Resolution and organization of platelet-rich mural thrombi in carotid arteries of swine. Am J Pathol 51: 681-693

Julliard J, Maupin B, Chary R, Theilleux P, Loverdo A (1952) Transfusion au lapin de leukocytes et de plaquettes du sang humain. C R Soc Biol (Paris) 146: 211-214

Kadir S, Hill-Zobel RL, Tsan MF (1983) Evaluation of arterial injury due to balloon angioplasty by 111-In-labelled platelets. Nuklearmedizin 22: 324-328

Kakkar VV, Nicolaides AN, Renney JTG (1970) 125-J-labelled fibrinogen test adapted for routine screening for deep-vein thrombosis. Lancet 1: 540-542

Kannel WB, Wolf PA, Verter J, McNamara PM (1970) Epidemiological assessment of the role of blood pressure in stroke. J Am Med Ass 214: 301-310

Kannel WB, Gordon T, Dawber TR (1974) The role of lipids in the development of brain infarction: The Framingham study. Stroke 5: 679-685

Kessler Ch, Kniffert T, Botsch H (1980) Der Nutzen der Plättchenszintigraphie zur Aufklärung intrakranieller vaskulärer Prozesse. Akt Neurol 7: 27-29

Kessler Ch, Reuther R, Berentelg J, Kimmig B (1983) The clinical use of platelet scintigraphy with 111-In-oxine. J Neurol 229: 255-261

Kessler Ch, Reuther R, Kimmig B, Pietzsch T (1984) Dual isotope scintigraphy in stroke patients. Neuroradiology 26: 113-117

Kessler Ch, Kniffert T, Reuther R, Kimmig B, zum Winkel K (1984) Szintigraphie mit Indium-111-markierten Blutplättchen. Dtsch Med Wschr 109: 1853-1859

Kessler Ch, Henningsen H, Reuther R (1985) Der Nachweis intrakardialer Thromben mit der 111-In-Plättchenszintigraphie. Nervenarzt 56: 311-315

Kessler Ch, Henningsen H, Reuther R, Bihl H, Steinmetz T (1986) Indium-111-Plättchenszintigraphie bei Schlaganfallpatienten während der Infusion eines PG 1_2-Analogons. Jahrestagung der Deutschen Gesellschaft für Neurologie 1986, Aachen

Kessler Ch, Benz C, Schmitt P (1987) Ausgedehnter Hirninfarkt nach banalem Halstrauma. In: Kohlmeyer K(Hrsg) Aktuelle Probleme der Neurotraumatologie und klinischen Neuropsychologie. Verlag Regensberg und Biermann, Münster, pp 253-258

Kessler Ch, Henningsen H, Reuther R, Kimmig B, Rösch M (1987) Identification of intracardiac Indium-111-platelet scintigraphy. Stroke 18: 63-67

Kiefel V, Becker Th, Mueller-Eckhardt G, Grebe S, Mueller-Eckhardt C (1985) Platelet survival determined with 51-Cr versus 111 In. Klin Wochenschr 63: 84-89

Knight LC, Primeau JL, Siegel BA, Welch MJ (1978) Comparison of 111-In labeled platelets and iodinated fibrinogen for the detection of deep vein thrombosis. J Nucl Med 19: 891-894

Kummer H, Bucher H (1971) Thrombokinetik. Schweiz med Wschr 101: 1520-1524

Ladurner G, Ott E, Dornauer U, Schreyer H, Lechner H (1978) Lipidstoffwechsel und angiologischer Befund beider TIA. Nervenarzt 49: 88-89

Lane JF, Poskitt KR, Sinclair M, McCollum CN (1985) Detection of aneurysms by gamma-camera imaging after injection of autologous labeled platelets. Lancet 1: 352

Layman DL, Titus JL (1975) Synthesis of Type I collagen by human smooth muscle cells in vitro. Lab Invest 33: 103-107

Leeksma CHW, Cohen JA (1955) Determination of the life of human blood platelets using labeled diisopropyl-fluoro phosphanate. Nature 175: 552-553

Lewis HD, Davis JW, Archibald DG (1983) Protective effects of aspirin against acute myocardial infarction and death in men with unstable angina. New Engl J Med 309: 396-403

Loeringer R, Bermann M (1968) A scheme for absorbed-dose calculation for biologically-distributed radionuclides - MIRD. J Nucl Med 9, Suppl 1: 186-192

Loew DE, Harken DE, Ellis LB (1972) Valvular heart disease: Undiagnosed valvular involvement, concomitant coronary artery disease and systemic embolization. Am J Cardiol 30: 222-228

Lorenz RL, Weber M, Kotzur J (1984) Improved aorto-coronary bypass patency by low-dose aspirin (100 mg daily). Effects on platelet aggregation and thromboxane formation. Lancet 1: 1261-1264

Lovett JL, Sandok BA, Guliani ER, Nasser FN (1981) Two-dimensional echocardiography in patients with focal cerebral ischemia. Ann Intern Med 95: 1-4

Lusby RJ, Ferrell LD, Ehrenfeld WK, Stoney RJ, Wylie EJ (1982) Carotid plaque hemorrhage. Its role in production of cerebral ischemia. Arch Surg 117: 1479-1487

Lusby RJ, Ferrel LD, Englestad BL, Price DC, Lipton MJ, Stoney RJ (1983) Vessel wall and indium-111-labelled platelet response to carotid endarterectomy. Surgery 93: 424-432

Maroon JC, Campbell RL, Dyken ML (1970) Internal carotid artery occlusion diagnosed by Doppler ultrasound. Stroke 1: 122-127

Marshall J, Wilkinson IMS (1971) The prognosis of carotid transient ischaemic attacks in patients with normal angiograms. Brain 94: 394-402

Martin J, Whisnant JP, Sayre GP (1960) Occlusive vascular disease in the extracranial cerebral circulation. Arch Neurol 3: 530-538

Mathias CJ, Welch MF (1979) Labeling mechanisms and localization of Indium-111 in human platelets. J Nucl Med 20:659

Mathias CJ, Heaton WA, Welch MJ, Douglas PG, Kelly JD (1981) Comparison of 111-In-oxine and 111-In-acetylacetone for the labeling of cells: in vivo and in vitro biological testing. Int J Appl Radiat Isot 32: 651-656

Mathias CJ, Welch MJ (1983) Evaluation of animal models using In-111-labeled platelets. In: Thakur ML (Eds) Radiolabeled cellular blood elements. NATO Advanced Science Institute Series. Plenum Press, New York, London, pp 89-110

Mathias CJ, Welch MJ (1984) Radiolabeling of platelets. Semin Nucl Med 14: 118-127

McAffee G, Thakur ML (1976): Survey of radioactive agents for in vitro labeling of phagocytic leukocytes. I. Soluable agents. J Nucl Med 17: 480-487

McBrien DJ, Bradley RD, Ashton N (1963) The nature of retinal emboli in stenosis of the internal carotid artery. Lancet 1: 697-699

McIllmoyle G, Davis HH, Welch MJ, Primeau JL, Sherman AL, Siegel BA (1977) Scintigraphic diagnosis of experimental pulmonary embolism with In-111-labeled platelets. J Nucl Med 18: 910-914

Medical Research Council (Report of the Steering Committee (1972) Effect of aspirin on postoperative venous thrombosis. Lancet 2: 441-445

Mielke CH, Haneshiro MM, Maker JA, Weiner JM, Rapaport SJ (1969) The standardized normal ivy bleeding time and its prolongation by aspirin. Blood 34: 204-215

Minar E, Ehring H, Duczyk R,Schöfl R,Jung M,Koppensteiner R,Ahmadi R, Kretschmer G (1989)Indium-111-labeled platelet scintigraphy in carotid atherosclerosis. Stroke 20:27-34

Mohr J, Caplan L, Melski J (1978) The Harvard Cooperative Stroke Registry: A prospective registry. Neurology 28:754-762

Mohr JP (1982) Asymptomatic carotid artery disease. Stroke 13: 431-433

Moncada S, Vane JR (1979) Arachidonic acid metabolites and the interactions between platelets and blood vessel walls. New Engl J Med 300: 1142-1147

Moore S, Friedman RJ, Singal DP, Gauldie J, Blajchman MA, Roberts RS (1976) Inhibition of injury induced thromboatherosclerotic lesions by anti-platelet serum in rabbits. Thrombus Haemostas 35: 70-81

Morgan MC, Keating RP, Reinser EH (1955) Survival of radiochromate labeled platelets in rabbits. J Lab Clin Med 46: 521-529

Mortelmans L, Verbruggen A, De Roo M, Vermylen J (1986) Evaluation of three methods of platelet labelling. Nucl Med Commun 7: 519-529

Moser KM, Spragg RG, Bender F, Konopka R, Hartmann MT, Fedullo P (1980) Study of factors that may condition scintigraphic detection of venous thrombi and pulmonary emboli with indium-111-labeled platelets. J Nucl Med 21: 1051-1058

Moser KM (1983) Indium-111 in thromboembolism: Can labeled platelets be used to evaluate antithrombotic therapy? In: Thakur ML (Ed) Radiolabeled cellular blood elements. NATO Advanced Science Institute Series. Plenum Press, New York, London, pp 155-176

Mustard JF, Murphy EA (1963) Effect of smoking on blood coagulation and platelet survival in man. Br Med J 1: 846-852

Mustard JF, Perry DW, Ardlie MG, Packman MA (1972) Preparation of suspension of washed platelets from humans. Brit J Haemotol 22: 193-204

Mustard JF, Packham MA (1975) The role of blood and platelets in atherosclerosis and the complications of atherosclerosis. Thromb Diath Haemorrh 33: 444-456

Muuronen A, Kaste M (1982) Outcome of 314 patients with transient ischemic attacks. Stroke 13: 24-31

Odell TT, Gamble FN, Furth J (1953) Life span of naturally labeled platelets of rats. Fed Proc 12: 398-399

Olson TS, Skriver EB, Herking M (1985) Cause of cerebral infarction in the carotid territory. Its relation to the size and the location of the infarct and to the underlying vascular lesion. Stroke 16: 459-466

Otsuki Y, Kondo T, Shio H, Kameyama M, Koyama T (1983) Platelet aggregability in cerebral thrombosis analysed for vessel stenosis. Stroke 14: 368-371

Paal C, Kampmann H (1977) Weitere Ergebnisse mit Hilfe der Thrombusszintigraphie bei extrakraniellen Carotisthrombosen unter besonderer Berücksichtigung cerebraler Insulte. J Neurol 208: 123-132

Panel on Diagnostic Application of Radioisotopes in Hematology (1977) International Comittee for Standardization in Hematology. Recommended Methods for Radioisotope Platelet Survival Studies. Blood 50: 1137-1144

Patrigani P, Filabozzi P, Patrono C (1982) Selective cumulative inhibition of platelet thromoboxane production by low-dose aspirin in healthy subjects. J Clin Invest 69: 1366-1372

Pessin MS, Duncan GW, Mohr JP, Poskanzer DC (1977) Clinical and angiographic features of carotid transient ischemic attacks. New Engl J Med 296: 358-362

Peters AM, Lavender JP (1981) Imaging vascular lesions with Indium-111-labeled platelets. Circulation 64:1297-1298

Powers WJ, Mathias CJ, Welch MJ, Sherman LA, Siegel BA, Clarkson TB (1982) Scintigraphic detection of platelet deposition in atherosclerotic macaques: A new technique for investigation of antithrombotic drugs. Thromb Res 25: 137-142

Powers WJ, Siegel BA, Davis HH, Mathias CJ, Clark HB, Welch MJ (1982) Indium-111 platelet scintigraphy in cerebrovascular disease. Neurology 32: 938-943

Powers WJ, Welch MJ, Mathias CJ (1983) Improved scintigraphic detection of intravascular thrombi by a dual radiotracer technique. In: Reivich M, Hurtig HJ (Eds) Cerebrovascular diseases. Raven Press, New York, pp 337-346

Powers WJ (1984) In-111 platelet scintigraphy: carotid atherosclerosis and stroke. J Nucl Med 25: 626-629

Powers WJ, Hopkins KT, Welch MJ (1984) Validation of the dual radiotracer method for quantitative In-111-platelet scintigraphy. Thromb Res 34: 135-145

Pumphrey CW, Fuster V, Dewanjee MK, Murphy KP, Vlietstra RE, Kaye MP (1982) A new in vivo model of arterial thrombosis: The effect of administration of ticlopidine and verapamil in dogs. Thromb Res 28: 663-675

Ramirez-Lassepas M, Cipolle RJ, Bjork RJ, Kowitz J, Snyder BD, Weber JC, Stein SD (1987) Can embolic stroke be diagnosed on the basis of neurologic clinical criteria? Arch Neurol 44: 87-89

Randell MJ, Wilding RJ (1984) Acute arterial thrombosis in rabbits: Reduced platelet accumulation after treatment with dazoxiben hydrochloride. Br J Clin Pharmacol 15 (Suppl) 495-555

Reenen van OR, Lötter MG, Minnaar PC, Heyns AD, Path FF, Badenhorst PN, Pieters H (1980) Radiation dose from human platelets labelled with Indium-111. Br J Radiol 53: 790-795

Reidy MA, Yoshida K, Harker LA, Schwartz SM (1986) Vascular injury: Quantification of experimental focal endothelial denudation in rats using Indium-111-labeled platelets. Arteriosclerosis 6: 305-311

Rhyner K, Stenger M, Block LH (1984) Divergenz pharmakologischer und klinischer Wirkungen von Prostaglandinsynthesehemmern. Dtsch med Wschr 109: 1211-1215

Riba AL, Thakur ML, Gottschalk A, Andriole VT, Zaret Bl (1979) Imaging experimental infective endocarditis with Indium-111-labeled blood cellular components. Circulation 59:336-343

Riba AL, Thakur ML, Gottschalk A, Zaret BL (1979) Imaging experimental coronary artery thrombosis with Indium-111 platclets. Circulation 60: 767-775

Ricotta JJ, Schenk EA, Ekholm SE, DeWeese JA (1986) Angiographic and pathologic correlations in carotid artery disease. Surgery 99: 284-292

Ringelstein EB, Zeumer H, Angelon DC (1983) The pathogenesis of strokes from internal carotid artery occlusion. Diagnostic and therapeutic implications. Stroke 14: 867-875

Ringelstein EB, Zeumer H, Zachwy M (1983) Incidence and course of asymptomatic lesions of the extracranial brain-supplying arteries. Preliminary report of 80 cases. In: deOliveira F (Ed) Advances in vascular surgery. Koimbra, pp 9-16

Ringelstein EB, Zeumer H, Schneider R (1985) Der Beitrag der cerebralen Computertomographie zur Differentialtypologie und Differentialtherapie des ischämischen Großhirninfarktes. Fortschr Neurol Psychiat 53: 315-336

Ritchie JL, Harker LA (1977) Platelet and fibrinogen survival in coronay atherosclerosis: Response of medical and surgical therapy. Am J Cardiol 39: 595-598

Ritchie JL, Stratton JR, Thiele B, Hamilton GW, Warrick LN, Huang TW, Harker LA (1981) Indium-111 platelet imaging for detection of platelet deposition in abdominal aneurysms and prosthetic arterial grafts. Am J Cardiol 47: 882-889

Ritter JM, Dollery F (1986) Therapeutic opportunities in vasoocclusive disease. Circulation 73: 240-243

Robbins JA, Sagar KB, French M, Smith PJ (1983) Influence of echocardiography on management of patients with systemic emboli. Stroke 14: 346-349

Roberts WC (1972) Coronary arteries in fatal acute myocardial infarction. Circulation 42: 215-230

Robertson JS, Milne WL, Cohn SH (1954) Labelling and tracing of rat blood platelets with Chromium-51. Proceedings of the 2nd International Radioisotopic Congress. Butterworth Scientific Publications. London, pp 205-209

Robertson JS, Dewanjee MK, Brown ML (1981) Distribution and dosimetry of 111-In-labeled platelets. Radiology1: 169-176

Roederer GO, Langlois YE, Jager KA, Primozich JF, Beach KW, Phillips DJ (1984) The natural history of carotid arterial disease in asymptomatic patients with cervical bruits. Stroke 15: 605-613

Ross R, Glomset JA (1976) The pathogenesis of atherosclerosis. New Engl J Med 295: 369-377

Ross R (1986) The pathogenesis of atherosclerosis - an update. New Engl J Med 314: 488-500

Scharf RE, Hennerici M, Bluschke V, Lueck J, Kladetzky RG (1982) Cerebral ischemia in young patients: Is it associated with mitral valve prolapse and abnormal platelet activity in vivo? Stroke 13: 454-458

Scheffel U, McIntyre PA, Evatt B, Dvornicky JA, Nataraja TK, Bolling DR, Murphy EA (1977) Evaluation of Indium-111 as a new high photon yield gamma-emitting "physiological" platelet label. J Hopk Med J 140: 285-293

Scheffel U, Tsan MF, Mitchell TG, Camargo EE, Braine H, Ezekowitz MD, Nickoloff EFL, Hill-Zobel R, Murphy E, McIntyre PA (1982) Human platelets labeled with 111-In: Kinetics, distribution and estimates of radiation dose. J Nucl Med 23: 149-156

Sevitt S (1986) Platelet and foam cells in the evolution of atherosclerosis. Histological and immunohistological studies in human lesions. Atherosclerosis 61: 107-115

Shah AB, Coull BM, Howieson J, Ono H, Nutt JG, Blank NK, Carter JRN (1983) Does the natural history of transient ischemic attacks (TIAs) justify surgery? Stroke 14: 827-828

Sinzinger H, Kolbe H, Strobl-Jäger E, Höfer R (1984) A simple and safe technique for sterile autologous platelet labeling using "Monovette" vials. Eur J Nucl Med 9: 320-322

Sinzinger H, Fitscha P (1984) Epoprostenol and platelet deposition in atherosclerosis. Lancet 1: 905-906

Sinzinger H, O'Grady J, Fitscha P, Kaliman J (1984) Effect of epoprostenol on platelet deposition on synthetic artery grafts (letter). Lancet 2: 1212

Sinzinger H, Strobl-Jäger E, Hofer R (1986) Autologous platelet labeling using "Monovette" vials is not septic. Eur J Nucl Med 12: 471

Sinzinger H, Fitscha P, Kaliman J (1986) Imaging and monitoring of human atherosclerotic lesions with radiolabelled platelets. In: Heyns AD (Ed) Conference on radionuclide labelled cellular blood elements: Applications in atherosclerosis and thrombosis. Medical Research Council, Bloemfontein. pp 153-162

Somerville W, Chambers RJ (1964) Systemic embolism in mitral stenosis: Relation to the size of the left atrial appendix. Br Med J 2: 1167-1169

Sorensen PS, Pedersen H, Marquardsen J, Petersson H, Helteberg A, Simonsen N, Munck O, Andersen LA (1983)Acetylsalicylic acid in the prevention of stroke in patients with reversible cerebral ischemic attacks. A Danish cooperative study. Stroke 14: 15-22

Steele P, Carroll J, Overfield D, Genton G (1977) Effect of sulfinpyrazone on platelet survival time in patients with transient cerebral ischemic attacks. Stroke 8: 396-398

Steiner M, Baldini M (1970) Subcellular distribution of 51-Cr and characterisation of its binding sites in human platelets. Blood 35: 727-739

Stratton JR, Ritchie JL, Hamilton GW, Hammermeister KE, Harker LA (1981) Left ventricular thrombi: in vivo detection by indium-111 platelet imaging and two-dimensional echocardiography. Am J Cardiol 47: 874-881

Stratton JR, Thiele BL, Ritchie JL (1982) Platelet deposition on Dacron aortic bifurcation grafts in man: Quantitation with indium-111 platelet imaging. Circulation 66: 1287-1293

Stratton JR, Thiele BL, Ritchie JL (1983) Natural history of platelet deposition on dacron aortic bifurcation grafts in the first year after implantation. Am J Cardiol 52: 371-374

Stratton JR, Ritchie JL (1984) The effects of antithrombotic drugs in patients with left ventricular thrombi: assessment with Indium-111 platelet imaging and two-dimensional echocardiography. Circulation 69: 561-568

Stratton JR, Ritchie JL (1984) Failure of ticlopidine to inhibit deposition of indium-111-labelled platelets on Dacron prosthetic surfaces in human. Circulation 69: 677-683

Stratton JR, Ritchie JL (1986) Reduction of indium-111 platelet deposition on Dacron vascular grafts in humans by aspirin plus dipyridamole. Circulation 73: 325-330

Strobl-Jäger E, Fitscha P, Kaliman J, Widhalm K, Sinzinger H (1986) Platelet half-life in comparison to other in-vivo platelet function parameters such as thromboxane B2, beta-thromboglobulin and platelet factor 4 in patients with atherosclerotic lesions with and without hypoliproteinemia. Vasa 15: 373-378

Sutherland GR, King ME, Peerless SJ, Vezina WC, Brown GW, Chamberlain MJ (1982) Platelet interaction within giant intracranial aneurysms. J Neurosurg 56: 53-61

Thakur ML, Welch MJ, Joist JH, Coleman RE (1976) Indium-111-labelled platelets: Studies on preparation and evaluation of in vitro and in vivo function. Thromb Res 9: 345-357

Thakur ML, Segal AW, Louis L, Welch MJ, Hopkins J, Peters TJC (1977) Indium-111-labeled cellular blood components: mechanism of labeling and intracellular location in human neutrophils. J Nucl Med 18: 1022-1026

Thakur ML (1983) Radioisotopic labeling of platelets: A historical perspective. Sem Thromb Hemost 9: 79-85

Thakur ML, Sinzinger H, Hoefer R (1984) Radioisotopenmarkierung menschlicher Blutzellen - Ein historischer Überblick. Wien Klin Wochschr 96 (3): 87-88

Toole JF, Yuson CP (1977) Transient ischemic attacks with normal arteriograms: Serious or benign prognosis? Ann Neurol 1: 100-102

Toole JF, Yuson CP, Janeway R, Johnston F, Davis C, Lordell AR, Howard G (1978) Transient ischemic attacks. A prospective study of 225 patients. Neurology 28: 746-753

Torvik A, Jörgensen LC (1966) Thrombotic and embolic occlusion of the carotid arteries in an autopsy series. Part 2. Cerebral lesions and clinical course. J Neurol Sci 3: 410-432

Torvik A (1984) The pathogenesis of watershed infarcts in the brain. Stroke 15: 221-223

UK-TIA Study Group (1988) United Kingdom transient ischaemic attack (UK-TIA) aspirin trial: interim results. Br Med J 296:316-321

Ushida T, Kasunaga K, Kariyone S, Wakisaka G (1974) Survival and sequestration of 51-Cr and 99m-Tc labeled platelets. J Nucl Med 15: 801-807

Valesky A, Reuter C, Busse F, Kummer D (1986) Operative Behandlung asymptomatischer Carotisstenosen. Dtsch Med Wschr 111: 665

Vallabhajosula S, Machac J, Goldsmith SJ, Lipszyc H, Badimon L, Rand J, Fuster V (1986) Indium-111 platelet kinetics in normal human subjects: Tropolone versus oxine methods. J Nucl Med 27: 1669-1674

Verheugt FW, Lindenfeld J, Kirch DL, Steele PP (1984) Left ventricular platelet deposition after acute myocardial infarction. An attempt at quantification using blood pool subtracted indium-111 platelet scintigraphy. Br Heart J 52: 490-496

Vodopick HA, Knisley RM (1963) Sulphur-35 studies in man. Platelet, plasma and urinary radioactivity assayed by beta liquid scintillation spectrometry. J Lab Clin Med 62: 109-120

Vogt U (1973) Zur Bedeutung obturierender Prozesse in zuführenden Hirngefäßen. Stuttgart, Georg Thieme Verlag

Vree PH (1985) Aseptic labelling of thrombocytes. Eur J Med 10: 477

Weksler BB, Dougherty JH (1981) Platelet function and cerebral ischemia. In: Moossy J, Reimuth OM (Eds) Cerebrovascular Diseases. Raven Press, New York. pp 297-306

Welch MJ, Mathias CJ, Jacobs D, Rubin J, Siegel BA, Needleman P (1981) In vivo manipulation of platelet thrombi: Platelet adhesion reversal using prostacylin. Stroke 12: 117

Whisnant NP, Sandock BA, Sundt TM (1983) Carotid endarterectomy for unilateral carotid system transient cerebral ischemia. Mayo Clin Proc 58: 171-175

Widder B, Kornhuber HH (1986) Wann ist die Operation von Carotisstenosen noch indiziert? Dtsch Med Wschr 112: 405-407

Wistow BW, Grossman ZD, McAfee JG, Subramanian G, Henderson RW, Roskopf ML (1977) Labeling of platelets with oxine complexes of Tc-99m and In-111. Part 1. In vitro studies and survival in the rabbit. Inv Nucl Med 19: 483-487

Wolf PA, Kannel WB, Sorhe P, McNamara P (1981) Asymptomatic carotid bruit and the risk of stroke. JAMA 245:1442-1445

Woods BP, Denneky A, Clarke N (1976) Some observations on the preparation of platelet rich plasma. Thromb Haemostas 36: 302-310

Wu KK, Hoak JC (1975) Increased platelet aggregates in patients with transient ischemic attacks. Stroke 6:521-524

Wu KK, Hoak JC (1976) Spontaneous platelet aggregation in arterial insufficiency: Mechanisms and implications. Thromb Haemostas 35: 702-711

Wu KK, Chen Y-C, Fordham E, Ts'ao C-H (1981) Differential effects of two doses of aspirin on platelet vessel wall interaction in vivo. J Clin Invest 68: 382-387

Wu KK (1981) Studies of stroke by specific labeling of platelets and fibrinogen. In: Mossy J, Reinmuth OM(Eds) Cerebrovascular diseases. Raven Press, New York, pp 307-312

Yatsu FM, Mohr JP (1982) Anticoagulation therapy for cardiogenic emboli to brain. Neurology 32: 274-275

Yatsu FM, Hart RG (1983) Asymptomatic carotid bruit and stenosis: A reappraisal. Stroke 14: 301-304

Yui T, Uchida T, Matsuda S, Iwaya K, Umino M, Ono K, Muroi S, Owada K, Machii K, Kariyone S (1982) Detection of platelet consumption in aortic graft with 111-In-labeled platelets. Europ J Nucl Med 7: 77-79

Zülch KJ (1961) Über die Entstehung und Lokalisation der Hirninfarkte. Zbl Neurochir 21: 158-178

SACHVERZEICHNIS